薬草の散歩道

正山征洋 編著

九州大学出版会

はじめに

　江戸時代までは日本が世界で一番薬草の知識に長けていたと言われている。しかし明治政府により西洋医学が漢方薬に代わり，漢方薬や民間薬に関する知識が衰退の途をたどり，現在はアジア諸国やヨーロッパ諸国に比べ極端に少なくなってきていると考えられる。本書は身近な薬草を中心に薬用酒や薬湯についても触れた。また，毒草についての知識も時には必要なので，眺めてみた。地球上には35万種の顕花植物が自生していると言われている。その中で約10％が何らかの形で薬に関係していると言われている。それでは日本にはどのくらい野生植物があるのであろう。約4,000種と言われ，従って400種が薬草に属すると考えられる。400種と言えばかなりの種類であって，ちょっと家を出れば何種類かは薬草が見つかると言っても過言でない。さらに郊外へ出れば2，30種類の薬草は容易に見つけることが出来るであろう。薬草を見つけることが出来て，それぞれの効能を言い当てることが出来れば，痛快に感じることが出来るのではなかろうか。また，自分自身で薬草を採取して服用することが出来れば，これまた楽しいだろうと容易に想像できる。このように考えて書き始めたのが本書である。

　身近な薬草と言えば，副作用等は皆無と考えられがちだが，結構作用の激しい薬草もあるし，合成薬との併用による副作用が知られているので，あなどってはならないであろう。

　第1章には「薬草とは」と題して薬草の概念的なことに触れている。薬草と呼ばれる植物は共通した機能を持っている。人の健康維持を目的とした薬

理活性を持つことは当然のことであるが，そのほかにも医薬品と間接的なつながりをもつものもある。

第2章では薬草についての「いろは」について触れてみた。あくまで概説であって，個々の薬草については第4章で詳しく述べられているが，薬草の採取・保存の方法，薬草の飲み方等常識的なことに触れてみた。

第3章でボタニカルアートについて解説している。ボタニカルアートは現在も広く親しまれているが，本書で取り入れたのは1800年代に描かれたものを中心に解説した。精巧なエッチングの線に手彩色が施されており，立派な芸術である。当時の技術の高さと華やかな芸術の集大成を窺い知ることが出来る。

第4章は薬草の各論である。120種の薬草を取り上げた。本書では食品の中でも何らかの活性（機能）をもった薬草についても触れた。卑近な野菜の中で特に薬草に近いものを選んで取り上げた。日々の食卓へ活かして頂ければとの願いを込めて書かれているので参考になれば著者の意図するところである。薬草の各論では植物学的にかなり詳細な記載がなされている。一見詳しすぎる感じがしないでもないが，今までに多くの薬草の本が出版されており，薬草に対する読者の知識も豊富になっていると推察されるので，もう少し踏み込んで調べてみたいという要望にこたえられるよう配慮し，学名や配合される漢方処方名，また，もともとはどういう書物に記載されているかも記している。

第5章は薬用酒である。アルコール発酵は人類の出現とともに発見され，環境によって種々のアルコール飲料が開発されて現在に至っている。本書では薬草をアルコールで抽出して飲用する，リキュールを主体に解説した。第4章にも薬用酒の項目がかなり触れられているので両者を参照頂ければより効率よくご利用頂けるであろう。

第6章にはスパイスをリストアップした。スパイスの歴史も極めて古いが，近年特にスパイスの人気は高まっており，スパイス療法等も提唱されている。これらスパイスは日常食事に取り入れられているものも少なくないので，再認識いただくために簡単に解説を加えた。

第7章では薬湯をとりあげた。薬湯に関しては著者の一人が専門家なので簡単に説明して頂いた。今後重要なジャンルとなるものと考えられるので興

味がつきない分野である。第4章でも薬湯について触れられているので参照頂ければ本書を有効にご利用頂けるものと考えている。

　薬草と関係が深い健康食品や機能性食品は世界的に大変盛んになっており，日本の市場においても1兆円におよぶとみられている。著者の一人が実際に機能性食品の開発を行っているので，これらについてもコラムを設けて概説した。

　以上，幅広いと言うか，薬草に関する雑多な知識をまとめたという感じがしないでもないが著者一同，植物とりわけ薬草に寄せる思いは熱く，この思いを読者の皆様へお伝えし，薬草に関してさらなるご理解を高めて頂きたいとの願いが込められているので，この点をお汲みとり頂ければ著者の意図するところである。

目　次

はじめに ……………………………………………………………… i

第1章　薬草とは ……………………………………………………… 3

第2章　薬草の「いろは」 …………………………………………… 5

　(1)　摂取と保存方法 ……………………………………………… 5

　(2)　薬草の煎じ方と服用方法 …………………………………… 5

　(3)　薬草の栽培 …………………………………………………… 6

第3章　ボタニカルアートの世界 …………………………………… 7

第4章　薬草各論 ……………………………………………………… 23

　1．アオキ ／ 2．アカネ ／ 3．アカマツ ／ 4．アキノキリンソウ ／ 5．アズキ ／ 6．アマドコロ ／ 7．アロエ ／ 8．イカリソウ ／ 9．イチジク ／ 10．イチヤクソウ ／ 11．イチョウ ／ 12．イノコズチ ／ 13．イワタバコ ／ 14．ウコギ ／ 15．ウツボグサ ／ 16．ウド ／ 17．ウメ ／ 18．ウラジロガシ ／ 19．エビスグサ ／ 20．オウレン ／ 21．オオバコ ／ 22．オケラ ／ 23．オトギリソウ ／ 24．オミナエシ ／ 25．カキ ／ 26．カキドウシ ／ 27．カノコソウ ／ 28．カボチャ ／ 29．カラスウリ ／ 30．カリン ／ 31．カワラケツメイ ／ 32．カワラヨモギ ／ 33．

カンアオイ／34. キカラスウリ／35. キキョウ／36. キク／37. キササゲ／38. キハダ／39. キランソウ／40. キンカン／41. キンミズヒキ／42. クコ／43. クサギ／44. クズ／45. クチナシ／46. クマザサ／47. クララ／48. クワ／49. ケイトウ／50. ゲンノショウコ／51. ザクロ／52. サネカズラ／53. サフラン／54. サラシナショウマ／55. サルノコシカケ／56. サンシュユ／57. サンショウ／58. シイタケ／59. シオン／60. シソ／61. シャクヤク／62. ジャノヒゲ／63. ショウガ／64. ショウブ／65. シラン／66. スイカズラ／67. スギナ／68. セキショウ／69. センブリ／70. ソバ／71. ダイコン／72. タラノキ／73. タンポポ／74. チャ／75. チョウセンニンジン／76. ツユクサ／77. ツルドクダミ／78. ツルニンジン／79. トウガラシ／80. トウモロコシ／81. ドクダミ／82. トチバニンジン／83. ナンテン／84. ナンバンギセル／85. ニラ／86. ニワトコ／87. ニンニク／88. ネギ／89. ネズミモチ／90. ネナシカズラ／91. ノイバラ／92. ノビル／93. ハコベ／94. ハッカ／95. ハトムギ／96. ハブソウ／97. ヒキオコシ／98. ヒヨドリジョウゴ／99. ビワ／100. ヘチマ／101. ベニバナ／102. ホオズキ／103. ホオノキ／104. ボケ／105. ボタン／106. マタタビ／107. ミカン／108. ミョウガ／109. ムベ／110. メギ／111. メハジキ／112. モモ／113. ヤドリギ／114. ヤマノイモ／115. ヤマモモ／116. ユキノシタ／117. ヨモギ／118. リンドウ／119. レンギョウ／120. ワレモコウ

第5章　薬用酒，健康酒 ………………………………… 155

(1) 原　　酒 ……………………………………………… 156

(2) 甘 味 料 ……………………………………………… 156

(3) 材料と熟成，保存法 ………………………………… 156

(4)　一般的な服用法 ………………………………………… 157
　　(5)　よく用いられる薬用酒，健康酒 ……………………… 157
第6章　スパイス（ハーブ） …………………………………………… 169
　　(1)　スパイスの歴史 ………………………………………… 169
　　(2)　薬草としてのスパイス ………………………………… 170
第7章　浴湯料（薬湯） ………………………………………………… 181
第8章　毒草について …………………………………………………… 185
　　おわりに ……………………………………………………… 191

薬草の散歩道

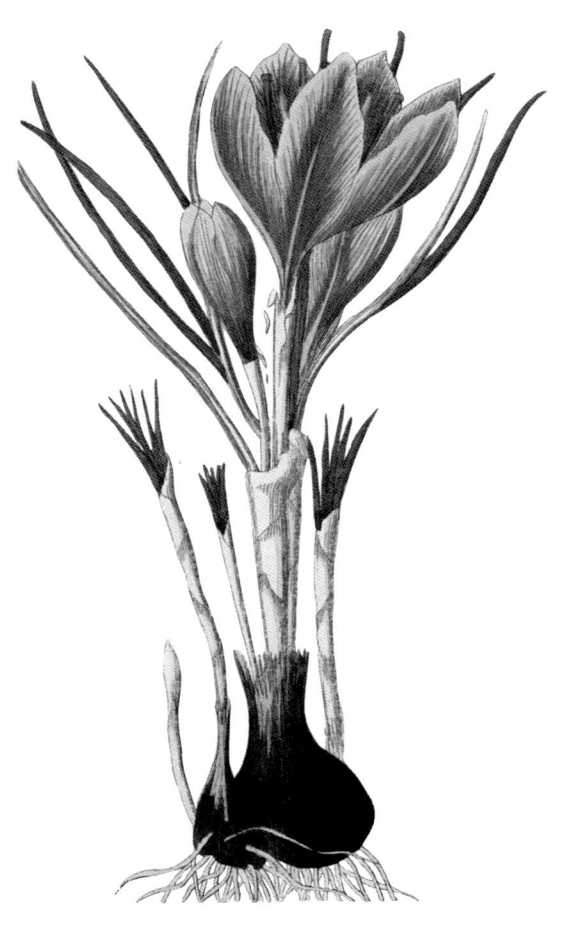

扉図版：ブイヤベースやパエリアでおなじみのサフランはアヤメ科の植物で，秋咲きの品種を薬用にする。3本のめしべのみを摘み取り薬用にするので，たいへん高価である。食品，スパイスとしての役割も大きいが，薬用としての用途も多い。詳細については本論やコラムを参照頂きたい。

第1章　薬草とは

　薬草といえば，まず連想するのは漢方薬であろう。これは近年漢方薬が広く普及し，医療に貢献しているためだと考えられる。しかし，薬草イコール漢方薬と考えるわけにはゆかない。

　薬草には漢方薬，民間薬，さらに含有成分を抽出して単離した成分を薬として用いるもの，あるいは，半合成によって薬品とするものなど多彩である。

　漢方薬は漢の時代（約2,000年前）に体系化された漢方医学にそった治療薬である。民間薬との大きな違いは，2種類以上の生薬（薬草ばかりでなく，動物，鉱物を何らかの方法で加工処理したもの）を，人それぞれの証（体質，病態など）に応じて処方しており，そのため，投薬にあたっては，専門的な知識が要求される。

　一方，民間薬は人類の出現とともに各民族の間で薬効が発見され，淘汰されて，口伝（人の口から口へと伝わること）により今日に至っている薬である。そのため，同一の薬草でも地方によって異なった用い方をする例もみられる。また，ほとんどの場合，単一の薬草（単味）が用いられることから，合成薬と同様に対症療法的な用い方をする。すなわち，下痢止めにはゲンノショウコ，血圧をさげるのにはカキの葉といった具合である。以上の漢方薬や民間薬は植物成分として多数の成分を含んでいるために，それらの相加作用，相乗作用による独特の治療効果が期待できる。また一方では，特定の成分含量が高いということがないために，単味で比較的多量に投与される合成薬品に比べると，副作用が起こりにくいものと考えられる。

その他，薬草から含有成分を抽出，単離して用いるものがある。その例としては，ジギタリスから強心配糖体，ケシから阿片やモルヒネなどがあげられる。これらの薬草は生理作用が強く，使用量を間違えれば大事故になりかねないために，毒草の部にまとめた。

第 2 章　薬草の「いろは」

(1) 摂取と保存方法

　野生種，栽培種ともに採取の適期がある。全草を用いる薬草は，有効成分の含量が高くなる開花期に採取するのが一般的である。しかし，花の蕾（コブシ），木の幹（キハダ），果実（ウメ），根（リンドウ）など各種の部位が用いられるため，それぞれの薬草に適した時期を選んで採取することが必要となる。

　調製は，一般的には一日天日で乾燥した後，風通しの良い場所で陰干しにし，紙袋に入れ，乾燥した涼しい場所に保存する。なお，デンプン質を多く含む大きな根茎類は，熱湯をかけた後に乾燥すれば完全に仕上がり，また虫害も少なくなるのでお試し頂きたい。さらに，カビ防止のため，電子レンジを使用することもある。これらの方法は個々の薬草によって異なるものも少なくないので，第 4 章に記載している方法に従って頂きたい。

(2) 薬草の煎じ方と服用方法

　本書での分量は，大人の 1 日量である。したがって，7～12 歳は大人の半量，それ以下の小人は大人の 4 分の 1 以下を用いることになる。1 日量の薬草を，土鍋やほうろうびきの容器で，水 400 mℓ（2 合強）を加え，30 分以上かけて約半量くらいに煎じる。かすをこし取り，食後 2 時間後に 1 日 3 回服用するのが一般的である。

(3) 薬草の栽培

　民間薬の多くは野生株の採取に依存している。しかし近年，山野の大規模な開発や乱穫によって，薬草資源は急速に減少している。したがって今後は薬草を栽培して資源の確保を図る必要があろう。このような現状から，自家用の薬草を庭で栽培してみるのも一興であろう。

　薬草の栽培について，まず注意しなくてはならないことは，植物を正しく知ることである。薬草の中には，後述する通り毒草とよく似たものが少なくない。例えば，春先のゲンノショウコとトリカブト類（漢方における附子で，アイヌが矢毒として使用していた猛毒）の新芽や，コンフリーとジギタリス（強心配糖体原料で心臓毒），ヌルデとハゼノキなどがそれである。これらの区別は植物図鑑によって確認するか，植物に詳しい人に聞いて確かめる必要がある。

　草本性の薬草は1年草（ハトムギ，トウガラシなど），2年草（センブリ，ベニバナなど），多年草（サフラン，ヒキオコシ，リンドウなど）に分類される。1年草は春に種子を蒔き，夏から秋に，2年草は春または秋に種子を蒔き，翌年の春から秋に採取する。多年草は一度種子を蒔くと株分けによってふやすことが可能である。株分けは春，新芽が出る前か，秋，地上部が枯れた後が適期である。

　薬草はもともと野生植物のため多くの肥料を要求しないものであるが，梅雨期や真夏をさけた適期に少量の追肥を施すことによって，その生育を促進させる。しかし根茎を用いる薬草類には，多肥料のために地上部ばかり大きくなって，肝心の地下部が肥大しないという例が少なくないので注意を要する。

第3章　ボタニカルアートの世界

　ボタニカル（Botanical）が植物を意味することは当然であるが，薬草という意味で使われることも多々ある。本章では薬用に供される植物，つまり薬用植物を芸術の世界から眺めてみようと考えて，第4章の薬草とは表現のタッチを異にしているので奇異な感じを受けられる読者も少なくないであろうがご理解頂きたい。

　『マテリアメディカ』（紀元1世紀）はディオスコリデスという軍医により書かれた薬物に関する本で，ヨーロッパにおける薬物書の原典と言われ，中世まで，いや現在でも引用される大変優れた書物である。この中には多くの植物画が記されている。描写は実物とかけ離れたものも少なくないが，特徴をとらえているものも多く見られる。

　植物学，または博物学は中世に入り極めて活発な時代を迎えた。これら植物画の多くは学問の場で用いられたため，当然ながら具象的で緻密かつ繊細に描かれた優れた絵画が多く残されている。中でも薬草は依然医療の中心的役割を占めており優れた医学書，博物学書が出版された。現在までに失われた書物も少なくないが，それらの一部は書物を1頁ずつに分け骨董として売買されており，特にヨーロッパでは根づよい人気がある。パリのセーヌ川沿いの骨董屋を散策するとその様子が窺える。本書でご紹介する作品は殆どが1800年代のもので，エッチングで輪郭を印刷しその上に手彩色されたものが多い。200年近い年月が経過しているとは思えない鮮やかな色彩が残っている作品の数々となっている。

ゲンチアナ　*Gentiana lutea*（リンドウ科）（図1中央の絵）

　中央の黄色の花がそれである。その他はリンドウとヒルガオ科の植物と思われるが、ヒルガオ科の植物の学名が間違いで、キキョウ科の植物の学名がつけられており、興味深い17世紀の作品である。

　ヨーロッパ中部、南部の山岳地方、特にアルプスを中心とするドイツ、スイス等に自生する多年草で、高さ1m以上に達し、葉は対生で、卵形、花は橙黄色で夏に開花する大型の草本性植物である。筆者もスイスのリキ（Rigi）山の牧草地に大群落を確認している（カバー裏参照）。*Gentiana*属にはリンドウをはじめとして多くの可愛らしい花を付ける植物が属している。主に根に苦み成分（セコイリドイド）を含むので胃薬となるものが殆どである。多くは青紫色の花を咲かせるが、中には赤茶色やピンク色の花も見られる。日本にもハルリンドウ、フデリンドウ等、可憐な種が多く、リンドウには「悲しんでいる時のあなたが好き」という花言葉が付けられている。

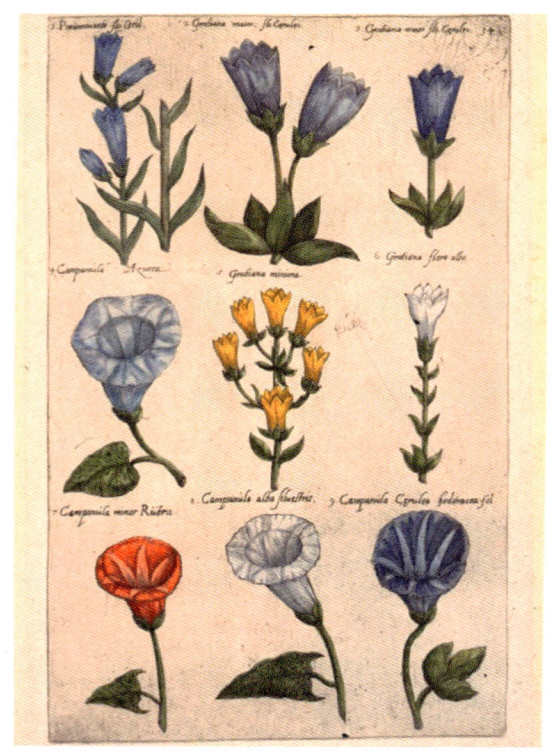

図1　ゲンチアナ

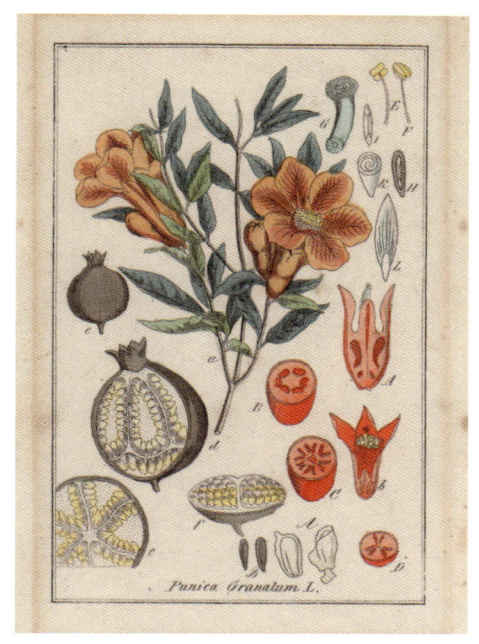
図2　ザクロ

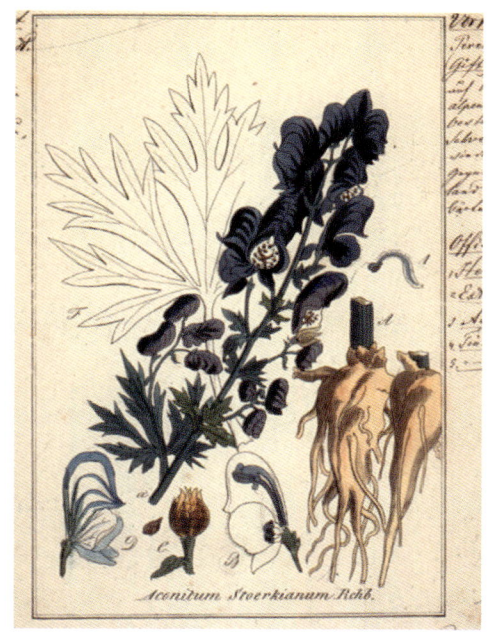
図3　トリカブト

ザクロ　*Punica granatum*（ザクロ科）

　ザクロはインド北西部の原産で，温帯地方で多く栽培される。初夏に赤橙色の単弁花をつけ，秋には球形の赤黄色の実（偽果）をむすぶ。花はダブルや花色の異なるものなど，多くの栽培種がつくりだされている。ザクロは育ちの遅い樹木に属するが，庭木として植えられている。外国では果物として店頭に並んでいるのをよく見かけることがある。日本でも輸入果物として稀に見ることがあるが，量的には微々たるもののようである。独特の風味と酸味の強い甘さは，中東や中国の乾燥地帯にフィットした果物のように思える。

　根や幹の皮を石榴皮（せきりゅうひ）と言い，ペレチエリン等のアルカロイドを含むので，以前は条虫駆除薬として用いられていたが，日本では現在薬として用いるケースはない。花言葉は「円熟した優美」となっている。

トリカブト

　トリカブト（*Aconitum*）属の植物は植物の毒の中で最も強烈なものである。昔から熊猟の矢毒に用いられていたことからも，容易に想像がつくだろう。しかし中には全然毒成分（アコニチンアルカロイド）を含まない種類も

第3章　ボタニカルアートの世界

あることが知られている。トリカブトの根茎は附子と言われ，漢方薬に配合される非常に重要な生薬の一つである。免疫を高める薬物として知られており，衰弱のひどい患者には健康な人への投与量に比べて，はるかに多い量を投与して治療にあたるといわれ，非常に神秘に満ちた薬の一つである。先に述べたように猛毒がどうして薬になるのかという疑問が出てくるであろう。生薬附子をつくるには特殊の製法を施して，毒成分を緩和なものとし，他の有効成分を引き立たせる処置をおこなっている。このような処置を修治と言う。附子の場合は主に加熱処理を行って毒成分をマイルドにし，鎮痛作用を強めると同時に強心作用のある成分を引き立たせている。

トリカブト属の植物は花が甲の形をしていることに由来し，英語ではお坊さんの帽子という意味がつけられている。トリカブトの仲間は世界中の温帯地方に広く分布しており，変異の多い植物としても知られている。従って産地により成分の量と質が異なることが多い。また，温度が高いほど毒成分が高くなる傾向が判ってきた。また，時期によっても異なるので，毒成分の一定な生薬を作り出すのは至難の技と言っても過言ではない。漢方では匙加減という表現がある。これはとりもなおさず毒成分をコントロールするのが大変難しいことを物語っていると言えよう。

バレリアナ　*Valeriana officinalis*

セイヨウカノコソウはオミナエシの仲間である。小さな淡い優しい赤紫色をした花が初夏に開花する。ただしにおいはあまり良いとは言い難い。背丈は1〜2mに達するものもみられる。ドイツやスイスの1,000mから2,000mくらいの山地に多く自生している。筆者もスイスのリキ（Rigi）山やドイツのバーバラ地方で多くの群落を観察したことがある。

日本にも種が異なるが同属の植物が，各地の半日陰で湿気のある土地に自生している。生薬名は吉草根と言う。吉草根は鎮静剤，ヒステリーの治療薬として有名である。第一次世界大戦時，ロンドンが厳しい爆撃にあい，ロンドン市民は不眠に悩まされたと言われる。このため当時は日本から吉草根を大量に輸出していた経緯がある。しかし現在では日本における生産は少なくなっており，わずかに北海道で栽培が続けられている。複雑な社会情勢となっている現在，マイルドな鎮静薬として見直される可能性を秘めた薬草の

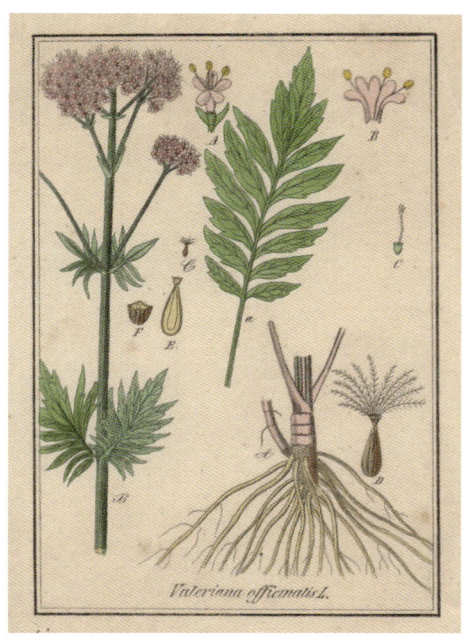

図4　バレリアナ

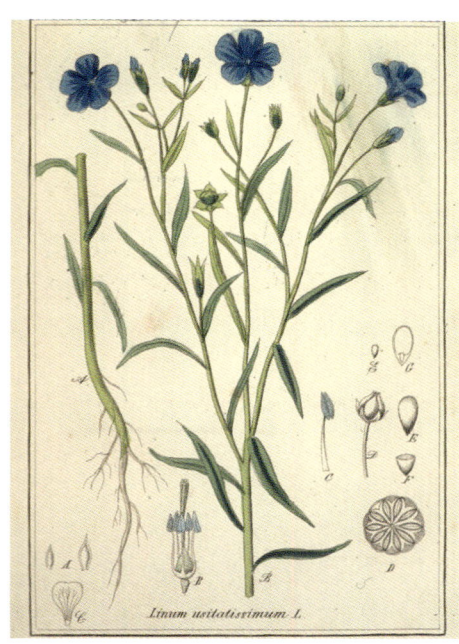

図5　アマ

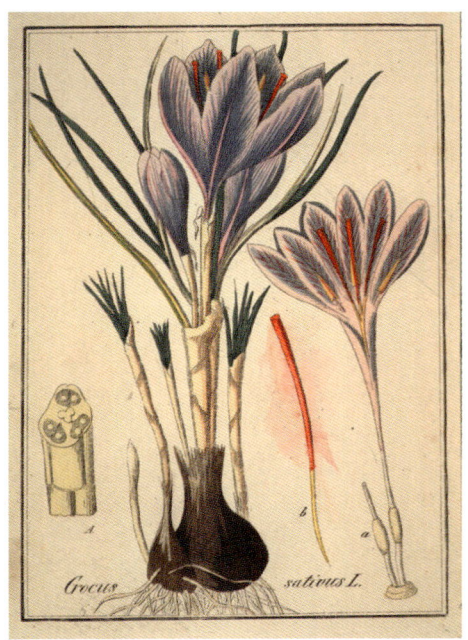

図6　サフラン

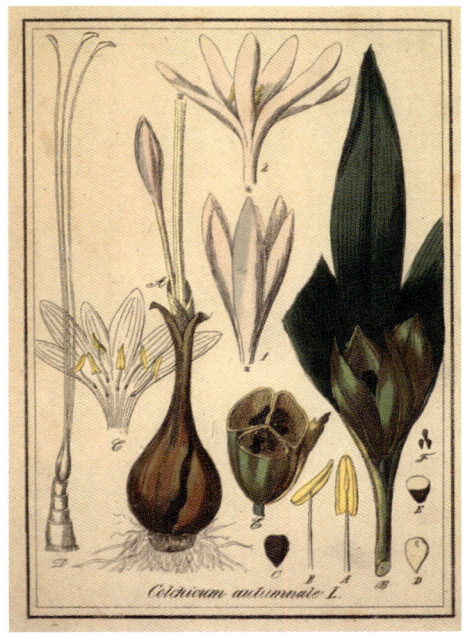

図7　イヌサフラン

一つと考えている。花言葉は「気軽な気質，親切」となっている。

アマ　*Linum usitatissimum*

アマはアマ科に属している植物で，華奢な感じで何だか頼りない様相をしているがいつのまにか花を咲かせ，いつのまにか立派に実を結んでいるといった感じの植物である。種子を亜麻仁と言い，わずかに 5 ～ 6 mmの長さである。亜麻仁の仁は種子という意味であって，亜麻仁は多量の油を含み，しかもその油は徐々に乾燥し，固まる性質を持つため油絵等にリンシードオイルとして用いられる。最近，抗腫瘍活性のある食品としてリストアップされている。

サフラン　*Crocus sativus*

アヤメ科に属するサフランは春の草花と思われているかも知れないが，ここで取り上げている薬用のサフランは秋咲きである。3 本の雌しべが薬用になるので，この雌しべを集めるのに大変な労働力が必要となる。従って価格が極めて高い生薬である。

明治期横浜に上陸したサフランは大分県の竹田市に導入され，独自の栽培方法が確立され今日に継承されている。即ち篭栽培と称する栽培方法である。8 月ころ充実した球根を篭に並べ，比較的涼しい部屋に移し，適当な気温になるまで待つ。すると球根から花芽が出てすぐに開花する。この時雌しべを集めることになる。素早く乾燥させたものをサフランとして出荷する。

一般にはサフランは料理の色付けや香り付けと考えられているが，重要な医薬品であり，日本薬局方にも収載されている。薬効は通経剤とする他，鎮痛や発汗作用を目的に用いられる。最近の研究で脳に作用し，記憶や学習に有効に働くだろうと考えられるようになってきた。古くから用いられてきた薬草に，新たな薬理活性が見つかった典型的な例である。これらの詳細についてはコラムの欄を参照いただきたい（19 ～ 22 ページ）。花言葉は「楽しみ，適度の警戒」となっている。

イヌサフラン　*Colchicum autumnale*

Meadow saffron（ミドウサフラン）とか autumn crocus（オータムクロ

カス）と呼ばれている。ユリ科に属しており、ヨーロッパの冷涼な地で特に牧草地に自生している。筆者もドイツとスイスの牧草地で確認している。植物の名前についてであるが、イヌとかウマが付くと偽物という意味を持つことが多く、イヌサフランもサフランに似ていることからつけられた名称である。秋葉が出る前にピンクの花を咲かせる。この植物の種子の出来方は変わっていて、受粉が終わると子房が地下で発育し（図7のD）翌年早春に新しい葉が出る時に種子も一緒に地上へ現れ、6月頃に熟する。薬用には種子からアルカロイドの一種であるコルヒチンを抽出する。コルヒチンは痛風の痛み止めとして用いられるとともに抗腫瘍活性も認められている。一方植物の新芽等をコルヒチンで処理すると、通常の植物が2倍体であるのに比べ4倍体になるので、品種改良に応用されることが多い。花言葉は「私の最良の日は過ぎた」である。

ケジギタリス　*Digitalis lutea*（ゴマノハグサ科）

ローマ神話の中で、ジュピターの妻ジュノーがサイコロ遊びに夢中になってしまうため、ジュピターがサイコロを雪の中に捨て、四角な花を持つジギタリスに変えてしまった、という神話が残されている。ちなみに花言葉は「熱愛，不誠実」である。ゴマノハグサ科に属し、角ばった筒状の赤，白，ピンク等の花はキツネノテブクロとも呼ばれている。ヨーロッパ各地に自生しており、筆者もスペインのマドリッド近郷の丘で写真におさめることができた。ジギタリスはイギリスの民間薬としてデビューした、強心利尿薬として極めて重要な医薬品である。以前は葉の粉末をそのまま強心利尿薬として用いていたが、現在では成分を抽出・精製しジギトキシン等の医薬品を製造している。作用が強いので絶対に医師の処方無しでは使用出来ない薬草でもある。日本薬局方にはジギタリスの強心成分の含有量を調べるために鳩に注射をして、鳩が死ぬ量を計る方法がとられているくらいである。

*Digitalis lutea*はケジギタリスと呼ばれる。葉が細めで、花は黄白色である。ヨーロッパ各地に自生する2年草。図8はケジギタリスを描いたもので、ジギタリス同様強心薬を製造するために主にヨーロッパで栽培されている。

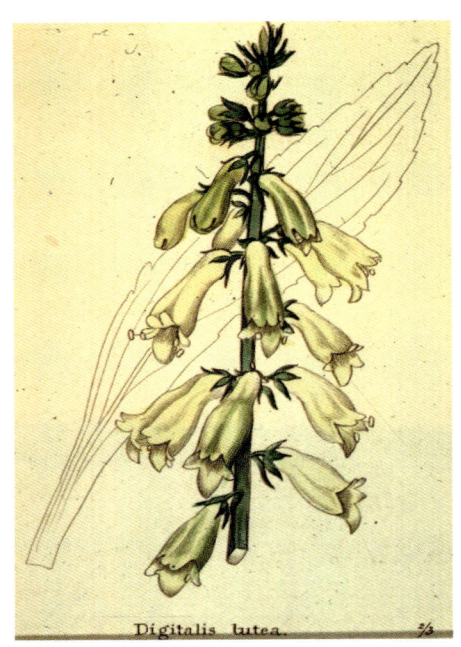
図8　ケジギタリス

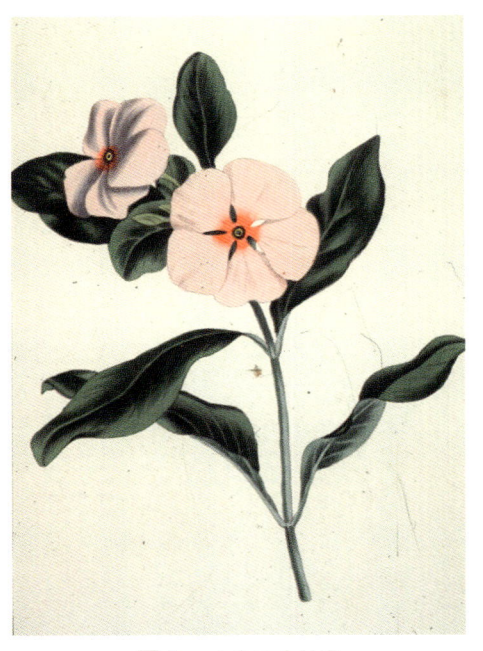
図9　ニチニチソウ

ニチニチソウ　*Catharantes rosea*

　キョウチクトウ科に属するインド原産の1年草である。巴状のピンクや白，赤等の愛らしい花を咲かせ，毎日咲きかわるという意味で名前がつけられている。花言葉は「若い友情，楽しき追憶」。ヨーロッパでは抗ガン作用を期待した民間薬として用いられてきた。ニチニチソウの地上部1tからビンクリスチン，ビンブラスチン等の抗ガン剤が1gほどの収量であるから日本での栽培は経済的にまず引き合わないと言えるであろう。このため抗ガン剤を製造するために主に熱帯アジアで栽培される。化学合成では生産が不可能なため栽培のみにより供給されている。このため植物バイオを応用して生産しようとする研究や，どのようにしたら植物体内で多く合成されるのか等の研究が盛んに行われている。多くの園芸品種が育種されているとともに，含有量の高い品種を作り出す研究も行われており，大変重要な医薬品が極く身近な植物と関わっている典型的な例と言えるであろう。

アサ　*Cannabis sativa*

　アサはアサ科に属する雌雄異種，1属1種の1年草である。アサは1万年

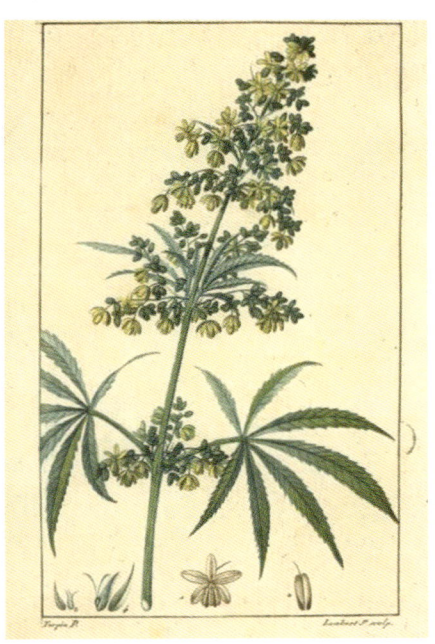
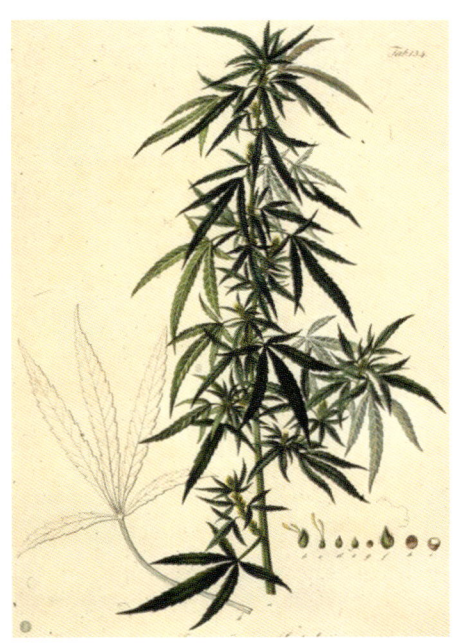

図10 a　アサ（雄株）　　　　　図10 b　アサ（雌株）

以上も昔から栽培されてきた繊維用と油脂生産を目的とした作物である。果実は小鳥の餌として，また，七味とうがらし等にも使用される。漢方では麻子仁，大麻仁と呼ばれ，便を柔らかくする作用をもつ漢方薬に配合される。昔から血糖値を下げる作用も知られている。

　アサの葉は幻覚成分を含む植物としても古くから知られている。このため現在は大麻取締法により厳しく規制されている。雄花は緑色をした円錐状，一方雌花はいつ咲いたのか判らない状態だがいつのまにかふくらんできて種子が認められるようになる。

　幻覚成分としてテトラヒドロカンナビノール，THCが知られている。運動失調，睡眠増強，凶暴性が出ることが報告されている。近年脳と脾臓にテトラヒドロカンナビノールに対するレセプターが発見されたことから，多くの研究者が盛んに研究を行っている。カリフォルニアでは医師の処方箋がある場合に限りモルヒネと併用し鎮痛を目的として大麻エキスを医薬品として使用することが許されている。モルヒネの量を減らすことが出来，モルヒネによる中毒を避けようとするものである。

第3章　ボタニカルアートの世界　15

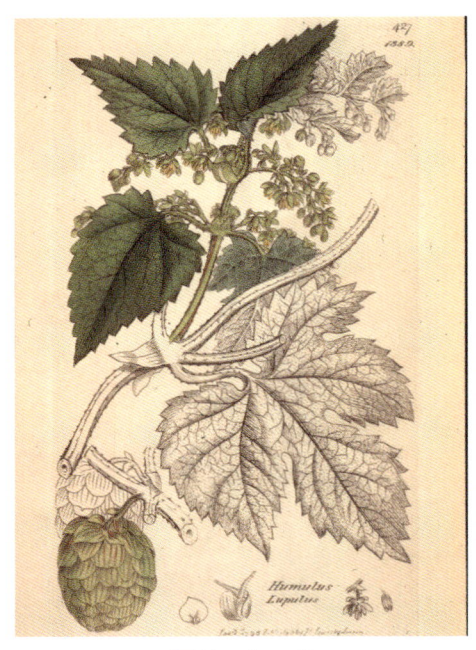

図11　ホップ

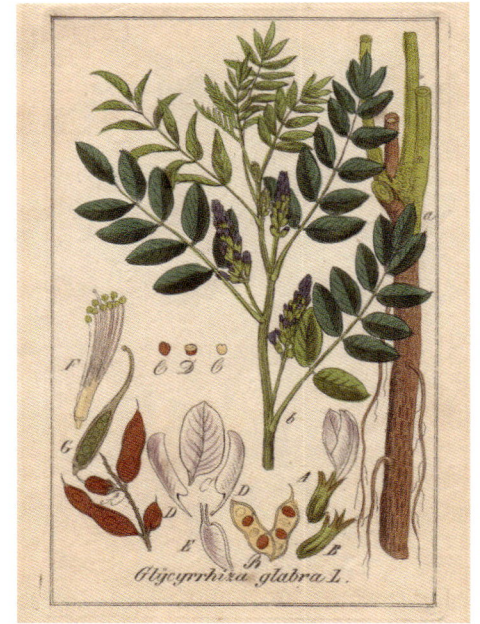

図12　カンゾウ

ホップ　*Humulus lupulus*

　アサに近いクワ科に属する蔓性の雌雄異種の多年草である。ビールの香りと苦みがホップに由来するということは誰もが知るところであるが，その植物自体はあまり知られていないであろう。ヨーロッパ，特にドイツを旅すると傾斜地にポールを立てワイヤーを張りそれにまきつかせて栽培しているのが車窓から楽しめる。ホップは初秋に雌花を採取しプレスしたものである。芳香性苦味健胃薬，鎮静薬，睡眠助長剤として主にヨーロッパで用いられている民間薬である。また，スパイスとしてもよく用いられている。花言葉は「不正，希望」となっている。

カンゾウ（甘草）　*Glycyrrhiza glabra*

　中国を中心とした中央アジアに自生するマメ科に属する多年草である。根茎が延びてストロンを形成して増殖する。根，ストロンを集め乾燥したものが甘草である。甘草は日本に輸入される生薬の中で最も量の多い部類に属し，年間約1万tくらいである。主に醤油，漬物，菓子類，タバコ等の甘味料として使用される。医薬品としては約3,000tくらい使用している。甘草から

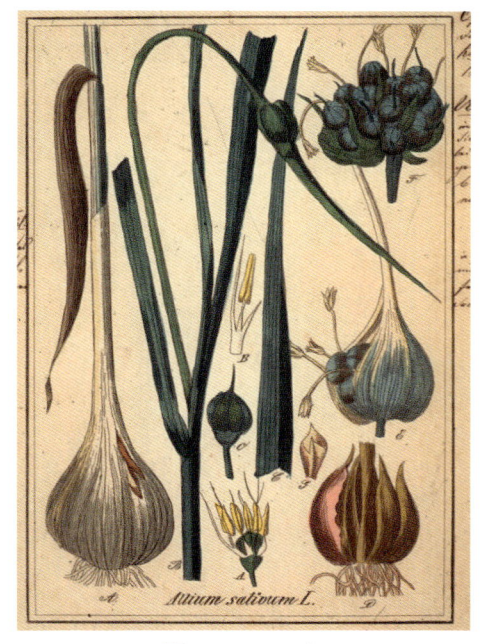 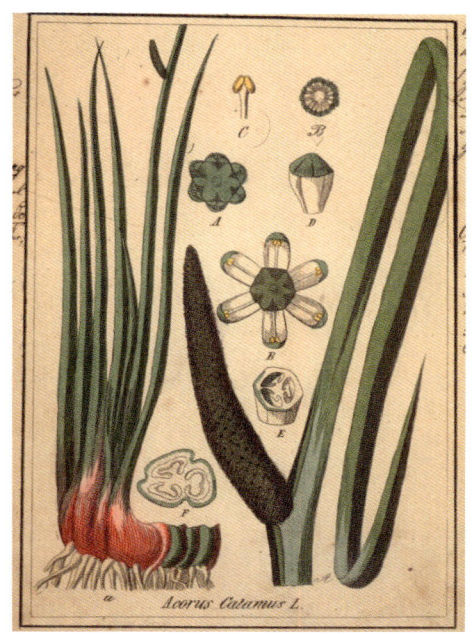

図13　ニンニク　　　　　　　　　　図14　ショウブ

はグリチルリチンという成分を抽出して肝炎や抗アレルギーの薬として市販されている。また，甘草は多くの漢方処方に配合される極めて重要な薬草である。

ニンニク　*Allium sativum*

ユリ科に属する多年草である。種子を付けず，むかごと呼ばれるもので増殖する。オニオンと総称されスパイスとしての需用は極めて多くなっている。古来より医薬品としても重要で，生薬名は大蒜(たいさん)である。ニンニクは強壮強精作用が強い他に非常に殺菌作用が強いもので，これはアリシンというニンニクやネギ，ニラ等に共通した成分による。この成分はビタミンを安定化する働きを持っており，活性ビタミンが市販されている。ニンニクは健康増進，ガンの予防食品としてもデザイナーフーズという観点から最も注目されている食品のひとつである。しかし多用すると赤血球が壊れ貧血になりやすいので適切な量を用いることが肝要で，過ぎたるはなお及ばざるが如しの諺通りの医薬品であり食品である。

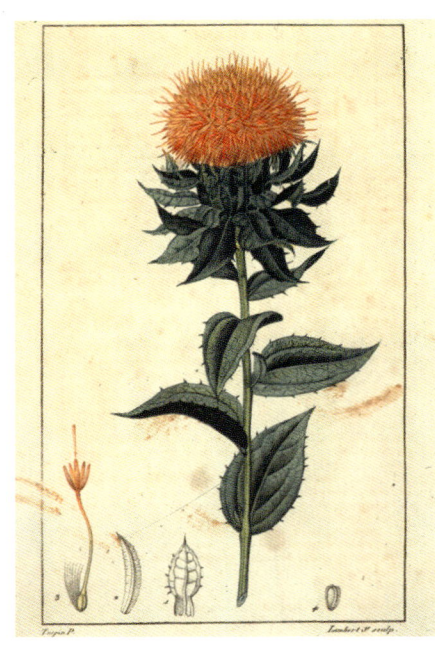

図15　ベニバナ

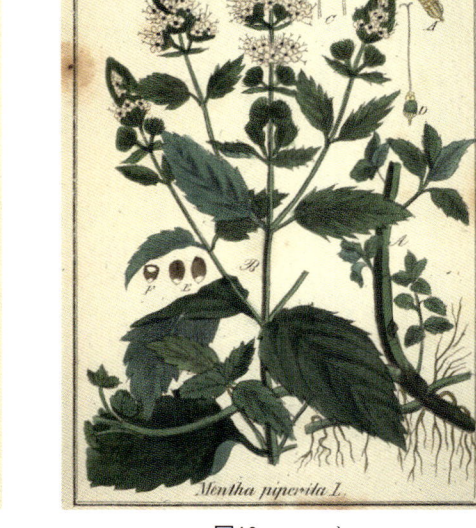

図16　ハッカ

ショウブ　*Acorus calamus*

　サトイモ科に属する多年草で湖畔や川に自生する。根茎は赤色を帯びて強い芳香を発する。茎の途中から毛虫状の穂になる花を咲かせる。この花によってサトイモ科の植物と認識出来る。端午の節句にはヨモギとともに飾り，菖蒲湯をたてる習慣がよく知られており世界中で使用される薬草と言える。菖蒲根は風邪の時の鎮痛，鎮静や健胃，お腹のガスを出しお腹の調子を整える働きが強いので，ヨーロッパでもよく用いられる民間薬である。

ベニバナ　*Carthamus tinctorius*

　ベニバナの管状花（花びら）を集めたものが紅花である。ベニバナはSafflower，Saffronと言われ，キク科に属する1年草で各地に栽培されている。一般には葉に刺があり，梅雨期に赤橙色の花を付けるので，開花期に管状花を集める。紅花は浄血作用が強く，婦人薬として産前産後に使われる。紅花は古来より紅として珍重されてきた。紅は花を集め発酵させ，つき砕き黄色色素を水で洗い流した後，赤い色が残った花びらを丸めて紅餅とする。このものを乾燥させ紅をつくる。紅は水に溶けない赤い成分を含むので口紅

として使用される。近年天然色素が見直されてきたため再び各地で栽培されるようになってきている。

種子の油はサフラワーオイルとして大量に輸入しており，動脈硬化症に用いられる。また，オイルを灯しそのすすを集めて墨を作ったものが紅花墨で最高級品と言われている。

ハッカ　*Mentha arvensis*

シソ科に属する多年草で，シベリア，韓国，日本，中国に自生する。成分名が学名に由来する場合は多く，タバコでおなじみのメントールはハッカから分離され構造決定され，付けられたものである。ハッカは精油成分を多く含む生薬で，発汗，解熱，健胃，駆風等を目的に用いる薬である。また，シソと同様に精神安定作用が強く，さらに抗アレルギー作用を持つローズマリン酸を含んでいる。主成分のメントールは鎮痛，鎮痒，局所刺激薬として外用薬に用いられる他，ハッカ水等を各種の水剤に適用する。花粉症の点鼻に用いられているのは最近のコマーシャルで目に新しいところであろう。セイヨウハッカ，ミドリハッカ等類似植物が多く，ハーブとして各種の料理にあしらわれる。ちなみに花言葉は「徳」となっている。

〈コラム1〉　　　　　　　　　　サフラン

サフランは柱頭および花柱（雌しべ）のみを乾燥させたもので，鎮痙剤，通経剤として用いられる他，赤痢，はしか，黄疸，痛風，リウマチにも使用され，万能治療薬的に用いられてきた。ディオスコリデスの薬物誌『マテリアメディカ』には「新鮮なものほど良く，二日酔，血行不良や子宮薬，便通薬，強壮薬として用いる」と記載されている。また，ギリシア時代には催淫剤としても用いられた。

日本では一般に鎮静，鎮痛，通経の目的で家庭薬製剤の原料として用いたり，また，染料用，鑑賞用に栽培されている。一方，中国には13世紀頃インドから渡来し，サフランを蔵紅花と称して現在に至るまで薬用に供されている。李時珍は『本草綱目』において「心憂鬱積，気悶して散ぜぬものに血を活かす。久しく服すれば精神を愉快にする。また，驚悸を治す」と書かれ，古来よりう

つ状態，呼吸障害，吐血，悪寒，ヒステリー，恐怖，恍惚，婦人閉経・産後のお血や腹痛など，駆お血作用を有する生薬として用いられてきた。また，近年サフランエキス及びその含有成分の抗腫瘍活性，抗高脂血症作用，抗動脈硬化作用，肝障害改善作用，血小板擬集制作用，血管拡張作用などの薬理作用が報告されている。

　サフランは近年中国における生産が急激に増えているが，これに加えて従来からのギリシア，スペイン等が主産地となっている。わが国では大分県の竹田市において90％以上を生産している。竹田市の栽培は約80年前に考案された独特な手法で行われており，室内栽培である。この手法は世界でも竹田市だけであり，極めてユニークな，また，長い歴史を持つバイオテクノロジーと言えよう。このためか品質が良いことでも知られている。しかし近年竹田市の手法が中国へもたらされ，同じような方法で栽培が行われ，一大産地を形成していると言う。一方ギリシア等での栽培はすべて畑での栽培である。

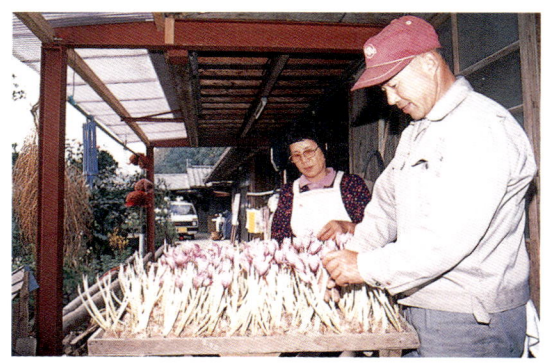

竹田市の室内栽培

サフランと記憶学習
　サフランの50％エタノールエキス単独ではマウスの記憶学習にたいして何ら作用が認められないが，アルコールによる記憶障害や記憶再現障害を改善することが認められた。与えるエキスの量を増やすにつれてエラーが減っており，反対に成功率は上昇している。40％エタノールによる記憶再現障害に対するエキスの効果を調べた結果も同様な改善作用が認められた。

以上からアルコールによる記憶学習障害を起こさせたモデルマウスを用いることにより、サフランのエキスが改善効果をもたらすことが明らかとなった。
　長期増強作用とは、動物の脳の重要な部位である海馬の一定部位を刺激することによって、数十分から数時間に及ぶシグナル（電流）を発生する現象を言う。このためこの現象は記憶学習と密接な関係を持っていると考えられ、記憶学習を評価する方法として応用されている。また、海馬のスライスを用いる実験も行われている。この実験においてもアルコールによる長期増強の発現阻害を起こしたモデルを用いることが適当である。
　正常な長期増強の発現状況とラットにエタノールを経口投与して長期増強の抑制をかけた状態を比較して、サフランエキスの経口による前投与により長期増強の発現が改善することが明らかになった。
　それではサフランの中のどのような成分が作用を示すのであろうか。アルコールにより長期増強を阻害したマウスをモデルとして、各成分の活性を調べたところ、クロセチン配糖体に活性が集中することが明らかとなったので、クロセチン配糖体を精製して3種の配糖体をそれぞれ分離した。それらの成分はサフランの独特の色素成分であるクロシンとその類似成分であった。

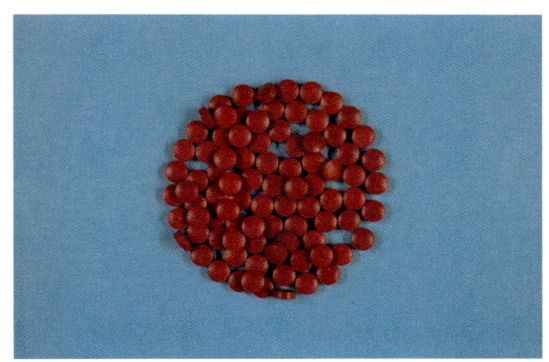

クロシンの入った狭心症治療薬

　クロシンを与えていないマウスに対してクロシンを与えたことにより明らかに長期増強を強めていることが判る。しかしその作用は強いとは言えないので、前述のアルコール阻害マウスを用いた実験を行い、クロセチン配糖体類の効果を評価した。最も作用が強いのはクロシンで、糖の数が少なくなるに従って作

用も弱まっている。また，それぞれの化合物の量を増やすにつれて強まっていくことが明らかとなった。

　以上の結果をまとめると，アルコールによる記憶学習阻害効果をクロセチン配糖体が改善する。クロセチン配糖体のうち，グルコースの数が最も多いクロシンの作用が最も強く，グルコースの数が少なくなるに従って改善作用も弱まることが明らかになった。

第4章　薬草各論

各薬草名のあとに，食，浴，染等が付いているが，食は食用となり，浴は浴湯料，酒は薬用酒，染は染料としても用いられることを示している。

1. アオキ（ミズキ科）　浴
   生薬名・漢名：桃葉珊瑚(とうようさんご)
   学名：*Aucuba japonica* Thunb.
   性状：山野に自生するが，観賞用として庭に植えられる。雌雄異株の常緑低木。葉は厚く，光沢があり乾くと黒くなる。春，枝先に紫色を帯びた小花を穂状につけ，後，冬に赤熟する果実をつける。園芸品には葉に斑入りのものや，果実が白く熟するものがある。アオキの名は枝葉が1年中，緑色で幹が青いためで，また果実がサンゴのように赤いので桃葉珊瑚と言う。
   薬用部位と採集時期：葉。1年中。
   調製法：生葉を火であぶって，または生葉汁を煮詰め，ドロドロの軟膏を作る。
   薬効と使用方法：
   1. 軟膏を外用すると消炎，鎮痛，排膿薬として火傷，しもやけ，切傷，腫物(はれもの)，ひょうそ，痔(じ)，脱肛に効果がある。尿量が少ない時には軟膏をヘソに付けると効果がある。軟膏の代わりに生葉汁または葉の乾燥粉末，黒焼き末を胡麻油で練って用いる。葉を火であぶり2枚に剥ぎ内側の柔らかいほうを患部に貼っても効果がある。
   2. 種子，葉を煎じて服用すれば健胃，利尿，解毒剤として頻尿，膀胱炎，腹痛，便秘に効果がある。

3．アオキ，スイカズラの葉各5ｇを煎じて服用すれば浮腫，脚気に効果がある。
4．葉を浴湯料とすれば原因不明の腹痛に効果がある。スイカズラの葉を混ぜてもよい。
5．生の葉を黒焼きにしたものを番茶に入れて飲むと，毒消しの効果がある。

その他：キハダエキスにアオキエキスを加えたものは陀羅尼助（だらにすけ）といい健胃整腸剤として有名である。

栽培：種子を採集し，播種すればよいが，梅雨期に挿し木をしてもよい。

2．アカネ（アカネ科）　染・浴

生薬名・漢名：茜根（せいこん）

学名：*Rubia akane* Nakai

出典：神農本草経（217年）

性状：山野の路傍など至る所に自生する。蔓性の多年生草本。茎は方形で逆刺がある。葉は4枚輪生（2枚は正葉，2枚は托葉）する。秋に白色の花を開き，花後，黒く熟する球形の実を結ぶ。根は黄赤色だが乾くと暗紫色となる。類似のオオアカネも同様に用いる。

薬用部位と採集時期：根（茜根），種子。9月～翌年3月。

調製法：根を掘り取り，枯茎を切り捨て，細根を除き天日乾燥する。種子も集めて天日乾燥する。

薬効と使用方法：

1．種子を1日10ｇ煎じて服用すれば月経不順，無月経に効果がある。
2．根を1日5～10ｇ煎じて服用すれば通経，利尿，解熱，強壮剤として月経不順などの婦人病，虚弱体質，風邪の解熱，心臓病，浮腫，腎臓病，神経痛，リウマチに効果がある。また止血剤として喀血，鼻血，血尿，痔出血に効果がある。
3．根の濃煎液をうがい薬とすれば口内炎，扁桃炎，歯齦炎（しぎん）に効果がある。また切痔，鼻血に散布してもよい。
4．全草を浴湯料とすれば打撲傷，神経痛，リウマチに効果がある。

その他：根の煎液はアカネ染めに用いる。赤色のプルプリンを含むため昔

の人が通経薬と考えたが，実際上の効果は疑わしい（薬も代用品，『薬草の科学』伊沢凡人）。欧州のセイヨウアカネの根も赤い色素を含む。トルコ紅と称して染料とされたが今は用いられない。

漢方：茜根散など。

3．アカマツ（マツ科）　酒・浴

生薬名・漢名：赤松

学名：*Pinus densiflora* Sieb. et Zucc.

出典：名医別録（502年）

別名：メマツ

性状：山野に自生する。常緑高木。樹皮および芽は赤味を帯びる。葉は針状で2本ずつ叢生する。花は単性で雄花は若枝の基部に生じ，雌花は若枝の頂部に生じる。樹皮が帯黒色であるクロマツ（黒松，一名オマツ）も同様に用いる。

薬用部位と採集時期：樹脂，松かさ，種子，葉は1年中。茯苓は，7月～翌年3月。

調製法：樹脂，松かさ，種子，葉，茯苓を採集し乾燥する。生の松葉を刻んでびんに入れ，水と砂糖を加えて日光にあてて発酵（夏で5日，冬で10日）させ，さらに暗所で数日間置いた後，布でこして松葉酒を作る。また松葉を容器の3分の1ほど入れ，焼酎を注ぎ，1ヵ月で服用できる（発酵の終了は1ヵ月後になる）。

薬効と使用方法：

1．松葉酒を毎晩杯に2～3杯を服用すれば健胃，整腸，強壮剤となり，便秘，胃アトニー，不眠，動脈硬化，中風，高血圧，低血圧，糖尿病，リウマチ，神経痛，冷え性に効果がある。

2．松ヤニを1日0.5g服用または煎じて服用するか，松葉を1日20～30本噛んで汁を飲む（青汁または煎液を服用してもよい）と強心，健胃，整腸，強壮，強精，鎮咳，去痰，鎮静剤となり，腫物，神経痛，リウマチ，糖尿病，高血圧，中風，脳溢血，魚の中毒，喘息に効果がある。

3．松葉の黒焼き末を酒服すると下血に効果がある。また胡麻油で練っ

て貼ると顔面に出来た腫物に効果がある。
　４．松ヤニをアルコールに溶かして服用すれば去痰剤となり，膀胱炎にも効果がある。あかぎれには松ヤニを火であぶり，患部に流し込むか，和紙に薄く伸ばしておき，それを暖めて患部に貼ると効果がある。肩こり，筋肉痛にも効果がある。
　５．松葉を浴湯料とすれば冷え症，腰痛，痛風，リウマチ，膀胱炎，ウルシかぶれに効果がある。ただし，アレルギー体質の人は皮膚が痒（かゆ）くなることがある。
　６．松かさの黒焼き末を胡麻油で練って塗布すれば頭部湿疹に効果がある。
　７．松葉，シュロの葉，大豆各20 gを煎じて服用すれば卒中に効果がある。
　８．茯苓は利尿，鎮痛剤として漢方で用いる。
　９．松葉の元の部分を噛んで出る汁を飲むと脳卒中の予防になる。また風邪にも効果がある。
　10．松の新葉を煎じて服用すれば風邪に効果があるばかりでなく，寝る前に服用すれば身体が温まり，熟睡できるので不眠に効果がある。
漢方：茯苓飲，小半夏加茯苓湯など。

４．アキノキリンソウ（キク科）　食

生薬名・漢名：一枝蒿（いっしこう）
学名：*Solidago virga-aurea* L. var. *asiatica* Nakai
出典：本草綱目拾遺（1765年）
別名：アワダチソウ
性状：山野に自生する多年生草本。茎は細くて強い，紫黒色である。葉は長楕円形または広皮針形で尖端はとがる。秋に茎の頂上または葉腋（ようえき）から生ずる花梗に黄色または白色の小花を開く。果実は冠毛があって飛散する。
薬用部位と採集時期：全草。秋。
調製法：帯花の全草を採集し，陰干しにする。
薬効と使用方法：

1. 茎葉および花茎を1日15～20 g煎じて服用すれば健胃，利尿剤となり，腎炎，ネフローゼ，膀胱カタル，尿意頻数，尿道の灼熱感，浮腫等に効果がある。
2. 同様に用いれば吐血，下血などの各種出血に効果がある。
3. 茎葉をもんで患部に貼ると切り傷，腫物に効果がある。

その他：根生葉の若いものを食用とする。

5．アズキ（マメ科）　食

生薬名・漢名：赤小豆（しゃくしょうず），紅小豆。

学名：*Azukia angularis* (Willd.) Ohwi

出典：本草和名（918年）

性状：中国原産の1年生草本。葉は3出複葉，小葉は卵円形で鋭頭，葉縁は鋸歯がなく浅く3裂する。夏に葉腋に花茎を出して黄色の蝶形花をつける。果実は円柱状で，中に赤色の種子を含む。

薬用部位と採集時期：葉，花は春～秋。種子は秋（赤小豆）。

調製法：豆果のまま採集し，そのままよく乾燥してサヤを除いて取る。

薬効と使用方法：
1. 赤小豆を1日に20～30 g煎じて服用するとともに赤小豆を食べると消炎，利尿，緩下剤として腎炎，ネフローゼ，糖尿病，二日酔，産婦の乳汁不足，老人の便秘に効果がある。また胃痙攣，食中毒，脚気にも効果がある。
2. 赤小豆の粉末を練って患部に貼るとリンパ腺炎，肛門周囲炎，乳腺炎に効果がある。
3. 赤小豆を発芽させたのち乾燥，粉末とし，1回3 gずつ服用すれば痔出血に効果がある。当帰の粉末1 gを加えるとさらに良い。急ぐ時は赤小豆を酢で煮て，つぶして重湯で飲んでもよい。
4. 赤小豆を粉末とし，ソバ粉を等量混ぜ，白ムクゲの花（7～8月ごろに花が半分開いたものを採集し，陰干しとしたもの）を煎じた汁で洗うと痔核に効果がある。
5. 葉を煎じて服用するか，生の葉の絞り汁を飲むと夜尿症，尿意頻数，尿の失禁に効果がある。

6．花を陰干しにし，粉末として匙に1杯服用すれば酒に酔わない。
7．赤小豆をコイ，フナ，ハブソウ，ゲンノショウコなどと炊いて食べると浮腫(むくみ)に効果がある。
8．赤小豆をカボチャ，コンブと少し塩辛く煮て食べると糖尿病に効果がある。
9．赤小豆の粉末に黄柏末またはヒヨドリジョウゴの汁を混ぜ，卵白で練って貼ると諸瘡，各種の腫物(はれもの)，乳腺炎，リンパ腺炎に効果がある。
10．赤小豆の粉末を酢で練って貼れば腫物，乳腺炎，リンパ腺炎に効果がある。酢の代わりにハコベの生汁で練って貼ってもよい。またアズキの粉末にキハダの粉末を等量まぜ，小麦粉で練って貼ってもよい。もしひどく痛むときはアズキの粉にダイコンおろし汁をまぜて塗ると痛みが楽になる。

その他：正月に欠かすことができない屠蘇（散）は防風。山椒，陳皮（ミカンの皮），桔梗，白朮，桂皮とともに配合され，正月の間の食べ過ぎや飲み過ぎに用いられてきた。御祝いに赤飯を炊いて食べるのも薬用を考えたものである。また正月15日の小正月に，アズキがゆを食べて，その年の邪気を除くという風習も，薬用を考えたものである。

漢方：赤小豆湯，麻黄連翹赤小豆湯。

6．アマドコロ（ユリ科）　食・酒
生薬名・漢名：萎ずい(い)，玉竹(ぎょくちく)
学名：*Polygonatum odoratum* Druce var. *pluriflorum* Ohwi
出典：神農本草経（217年）
性状：山野に自生するが，観賞用として植えられる。多年生草木。地下茎は円柱形で横に伸びる。茎には稜があり，葉は互生する。初夏葉腋に緑白色の鐘状花を付け，後に球形の実を結ぶ。果実は熟すと黒くなる。
薬用部位と採集時期：地下茎。秋〜冬。
調製法：枯れ茎を除き，水洗いしてひげ根をむしり，天日乾燥する。
薬効と使用方法：

1．生の根茎汁を塗布するか，少量の小麦粉と混合して患部に貼ると，湿疹，胎毒，捻挫，打撲，腰痛，脚部の疼痛に効果がある。根茎の乾燥粉末に少量の小麦粉と酢を混ぜて貼っても効果がある。萎ずいを煎じて服用または煎液で罨法しても同様の効果がある。
2．萎ずいを1日5～10g煎じて服用すれば滋養強壮，解熱剤として寝汗，失精などに効果があるとともにしみを去り，胃炎，胃潰瘍にも効果がある。また気力の減退に効果がある。毎日服用しなくても，疲労の激しい時に用いればよい。さらに焼酎に漬けて薬用酒とする。
3．生根をすりおろし，生姜汁またはキハダの粉末と小麦粉を混ぜ酢を加えたものは打ち身，捻挫に効果がある。

その他：若葉および根茎は食用とする。
栽培：排水の良い土地に根茎を植える。

7．アロエ（ユリ科）　茶・食・浴

生薬名・漢名：蘆薈（ろかい）
学名：*Aloe arborescens* Mill var. *natalensis* Berger
出典：開宝本草（973年）
別名：キダチロカイ，医者イラズ
性状：露地にも植えられるが，多くは観賞用，薬用として鉢植えとされる。多肉の低木状草本。葉は白色を帯びた青緑色の半円状で，上面はくぼみ，先端はしだいに細くなり，葉縁部には鋭い刺がある。冬に橙黄色の花を開く。アロエはギリシア語の古い（allal）による。

薬用部位と採集時期：葉は1年中。
薬効と使用方法：
1．陰干しした葉を1日1～10g煎じて服用または生葉汁を服用すると便秘，消化不良，胃炎，慢性胃カタル，百日咳，喘息，口内炎，肋膜炎，経閉，黄疸に効果がある。ただし，妊娠時，月経時および出血のある場合は服用してはならない。
2．葉を切り開いて内部の柔らかいところを火傷，切り傷，湿疹，あかぎれ，ひびに貼り付けると効果がある。
3．すりおろした葉を神経痛，リウマチ，筋肉痛，関節痛に厚く貼って

も効果がある。
漢方：蘆薈丸，九味蘆薈丸など。
栽培：根元近くに生じた小苗を切り離して挿しておけばよい。多量に増やしたい時は，葉を 5 cm の長さに切って少し乾燥して，挿せばよい。

8．イカリソウ（メギ科）　酒

生薬名・漢名：淫羊かく，仙霊脾
学名：*Epimedium grandiflorum* Morr. var. *thunbergianum* Nakai
出典：神農本草経（217 年）
別名：三枝九葉草
性状：山野の日の差し込む樹下に自生するが，観賞用にも植えられる。多年生草本。葉は 3 回 3 出複葉で，春に茎の先に淡紫色の錨状の花を付ける。近縁植物のバイカイカリソウ，トキワイカリソウなども同様に用いる。花の形が錨に似ているのでイカリソウの名がついた。漢名の淫羊かくは中国の故事によるもので，この植物を食べた淫羊（羊に似た動物）が百頭の牝羊を従えているのを牧童が見て，薬効を発見したのに基づいている。
薬用部位と採葉時期：地上部（淫羊かく，仙霊脾）は 4～6 月ごろの開花期。根は秋。
調製法：開花のころに地上部を刈り取り，陰干しする。また秋に根を掘り採り，ひげ根を去り，水洗いして乾燥する。
薬効と使用方法：
1．葉を 1 日 8～20 g 煎じて服用または粉末，仙霊脾酒（10 倍量の酒に漬けて作る。大棗，生姜を少量加えると飲み易くなる）を服用すれば陰萎，健忘，神経衰弱（特に性的神経衰弱），補精，強壮，疲労回復，四肢痙攣に効果がある。淫羊かくに反鼻，兎糸子，朝鮮人参を加えると強壮剤として強力となる。また老化防止，ストレスの緩和に効果がある。
2．根を煎じて服用あるいは仙霊脾酒を服用すれば食欲不振，胃アトニー，不眠，低血圧，中風による半身不随などに効果がある。寝付きの悪い人，眠りの浅い人，内臓下垂で消化吸収の悪い人に効果が

ある。
漢方：仙霊脾散など。
栽培：野生の根茎を株分けする。

9．イチジク（クワ科）　食・浴

生薬名・漢名：無花果(むかか)

学名：*Ficus carica* Linn.

出典：食物本草

性状：果樹として畑または庭で栽培される。落葉低木。日本にある木には，雌花しかない。茎，葉などを傷つけると白い汁が出る。初夏から秋にかけ葉腋の短柄上に花のう(ようえき)をつけ，内面に無数の白色の花を開くが，外部からは見えない。イチジクは一熟で，実成りから1ヵ月で熟する意味。漢名の無花果は，果実の中に花が密生していて，人の目に見えないことから名づけられた。

薬用部位と採集時期：葉，果実（無花果）。夏〜秋。

調製法：成熟した果実はそのまま陰干しにする。葉は摘み取り，細かく刻んで陰干しにする。

薬効と使用方法：

1．茎，葉の切り口から出る白汁は痔(じ)，疣(いぼ)に塗布すると効果がある（健康な皮膚に付けるとかゆくなるので注意を要する）。乾いた葉を煎じて浴湯料としてもよい。

2．果実を食べるか，乾果または乾葉を煎じて服用すれば痔疾(じしつ)，便秘，貧血，吐血，鼻血，二日酔に効果があり，また消化を助け健胃剤となる。

3．葉を浴湯料とすれば痔，脱肛，神経痛，リウマチ，婦人病，腰痛，冷え性，美容に効果がある。

4．イチジクの葉にハスの葉を加えて煎じて服用すれば痔に効果がある。忍冬(にんどう)（スイカズラ），黄連(おうれん)，黄柏(おうばく)を加えて煎じ，服用すれば，さらに効果がある。

栽培：枝を挿し木すれば容易に活着する。比較的水分が多い地を好む。

10．イチヤクソウ（イチヤクソウ科）　浴

生薬名・漢名：鹿蹄草（ろくていそう）

学名：*Pyrola japonica* Klenze

出典：本草綱目（1578 年）

性状：山野の林下に自生する。常緑多年生草本。葉は細長い地下茎の端から根生し，やや厚く，表面は深緑色で裏面は紫色を帯びる。初夏に稜のある花茎を出し，白色の花を 5～6 個つける。花後，偏球形のさく果を結ぶ。類似のマルバイチヤクソウ，ベニバナイチヤクソウ，ジンヨウイチヤクソウなども同様に用いる。一薬草（いちやくそう）の名は，この葉をもんでつけると病が治るところからつけられた。

薬用部位と採集時期：全草（鹿蹄草）を夏に採取。

調製法：花期の全草を根元より摘み取る（軸をつけて摘み取るとよい）。いずれも陰干しにする。

薬効と使用方法：
1．生葉の絞り汁を切り傷，打撲傷，虫刺されに塗布すると解毒，止血，鎮痛の効果がある。煎液を塗布しても効果がある。疣（いぼ）に塗布すれば落ちる。
2．鹿蹄草を 1 日に 15 g 煎じて服用すれば消炎，利尿剤として膀胱炎，尿道炎，腎炎，浮腫，脚気，肺結核，痔，産婦人科の諸病，血の道，頭痛，風邪に効果がある。
3．鹿蹄草を浴湯料とすれば保温に効果がある。また痔，脱肛（だっこう）にも効果がある。

11．イチョウ（イチョウ科）　食

生薬名・漢名：銀杏

学名：*Ginkgo biloba* Linn.

出典：日用本草（1328 年）

別名：鴨脚樹，白果

性状：街路樹として，また庭や寺社境内に植えられる。雌雄異株の落葉高木。時として大きな気根を垂れ下げる。葉は扇形で互生し，秋に美しい黄色となる。果実は球形の核果で熟すると外種皮は黄色，多肉

で悪臭があり，中に白色で堅い種子を含む。果汁は皮膚に付けるとかぶれを起こすことがあるので注意を要する。

薬用部位と採集時期：種子（銀杏）は10月ごろ。葉は春〜夏。

調製法：外種皮を去り，種子を乾燥する。

薬効と使用方法：

1. 銀杏を焼いたり，煮て食べると，また，煎じて服用すれば鎮咳，去痰，滋養強壮剤となり，夜尿症，頻尿，酒の中毒に効果がある。また銀杏の渋皮を除き，ゴマ油に3ヵ月ほど漬けたものを，1日3粒ずつ食べても強壮の効果がある。
2. 銀杏，葉の煎液をしもやけに塗布すると効果がある。
3. 銀杏を生食すれば去疾，殺虫剤となり酒毒を消す。しかし量が過ぎると中毒を起こす。
4. 銀杏を飯粒で練って貼ると歯痛に効果がある。
5. 銀杏の絞り汁は毒虫の刺傷，そばかす，疥癬に外用して効果がある。
6. イチョウの気根を煎じて服用すれば乳汁不足に効果がある。
7. イチョウの葉を黒焼きとし御飯粒で練って貼ればウオノメに効果がある。
8. 銀杏を煎じて服用すれば頻尿その他の泌尿科系疾患に効果がある。
9. 葉を煎じて服用すれば抗炎症があり，血小板を活性化するので内出血等に用いられる。

その他：銀杏を食用にする。

12. イノコズチ（ヒユ科）　酒・食・浴

生薬名・漢名：牛膝（ごっし）

学名：*Achyranthes fauriei* Lèv. et Van.

出典：神農本草経（217年）

性状：原野，路傍に自生する。多年生草本。茎は方形で，節はふくれ，秋には赤くなる。夏から秋にかけて緑色の小花を穂状につけ，後に実を結ぶ。実は刺を有するため衣服に付きやすい。類似のヒカゲイノコズチも同様に用いるが，市場性はない。漢名の牛膝は茎の節々が牛の膝のようにふくらんでいることによる。

薬用部位と採集時期：根（牛膝）。11月。
調製法：地上部が枯れ始めたころ，根を掘り取り，枯れ茎，ひげ根を除いて水洗いし，乾燥する。
薬効と使用方法：
1．根（牛膝）を1日10g煎じて服用すれば利尿，強壮，通経剤として月経不順，月経閉止，産後の腹痛などの諸病，便秘，浮腫，脚気，腎臓病，淋病，腰痛，膝痛，神経痛，関節痛，リウマチ，中風などに効果がある。
2．全草を乾燥粉末とし，1回20gを酒で服用すれば尿閉や排尿痛などに効果がある。
3．全草の濃煎液または生葉汁で湿布すれば乳房のはれに効果がある。
4．全草を浴湯料とすれば慢性の諸病に効果がある。
その他：若芽を食用に，また乾燥させてふりかけとする。根は牛膝酒とする。牛膝は多量に服用すれば流産の恐れがあるので妊婦は服用してはならない。
漢方：牛車腎気丸，疎経活血湯など。

13. イワタバコ（イワタバコ科）　食
　　生薬名・漢名：苦苣苔（くきょたい）
　　学名：*Conandron ramondioides* Sieb. et Zucc.
　　出典：草木図説（1856年）
　　別名：イワジシャ，イワナ
　　薬食健康法：若葉を生のままサラダ，油炒め，テンプラ，汁の実とする。或いは，さっと茹でて，水に晒し，汁の実，酢味噌和えなどの和え物，おひたしとする。
　　性状：山地の日当たりの悪い，湿気のある岩壁に自生するが，乾燥にも耐えるので観賞用として庭にも植えられる。多年生草本。葉は根ぎわから叢生し，深いしわを有するが，形が煙草の葉に似るのでイワタバコという。夏に花茎を出し，紅紫色の美しい花をつける。
　　薬用部位と採集時期：葉（苦苣苔）。夏〜秋。
　　調製法：葉を採集し，乾燥する。

薬効と使用方法：生葉または乾葉を煎じて服用すれば健胃，整腸の効果があり，食中毒，下痢，腹痛，胃賜病，胃潰瘍，胃ガンなどに効果がある。また子宮ガン，血の道，その他の婦人病，神経痛，リウマチ，中風，高血圧，肝臓病，肺結核，肋膜炎，心臓病，痔にも効果がある。

栽培：花が終わったころ，葉を葉柄を付けて切り取り挿し葉すれば苗が取れる。栽培はわりと簡単である。

14．ウコギ（ウコギ科）　茶・食・酒

生薬名・漢名：五加皮（ごかひ）

学名：*Acanthopanax sieboldianus* Makino

出典：神農本草経（217 年）

薬食健康法：新芽や若葉は生のまま汁の実，テンプラとするほか，茹でて，水に晒し，和え物，おひたし，煮付け，汁の実とする。また若葉を塩で味付けしたご飯の炊きあがりに混ぜると，ウコギ飯となり美味しい。生のままの葉を多量に入れると，香りがきつすぎるので，葉の量が多い時には，茹でた葉を混ぜるようにする。成葉，若葉は茶材（ウコギ茶）とする。また果実も薬酒（果実酒）とする。

性状：山野，河辺の林中に自生する。雌雄異株の落葉低木。幹と枝には細い刺がある。葉は掌状に五全裂する。初夏に黄緑色の花を密生し，後に果実は黒熟する。近縁のヤマウコギも同様にもちいる。

薬用部位と採集時期：根皮（五加皮）。冬。

調製法：根を掘り取り，水洗いして皮をむき，芯（しん）を捨てる。皮を適当な長さに切り，十分に天日乾燥する。

薬効と使用方法：

1. 五加皮を 1 日に 10～20 g 煎じて服用すれば強壮，強精，鎮痛剤として陰萎（いんい），神経衰弱，腰痛，腰脚の麻痺，腹痛，じん麻疹，毒草を誤って食べて起こった全身浮腫に効果がある。

2. 五加皮酒（根皮を煎じた液に麹を加えて醸造するか，根皮の 10 倍量の酒で浸出する）は強壮，強精剤となるほか，低血圧，全身麻痺，更年期障害，不眠症，リウマチなどに効果がある。

3．花を煎じて服用すればじん麻疹にも効果がある。
4．ウコギ飯（若葉を米とともに炊く），五加茶（ウコギの葉，クワの葉，クコの葉を等量混合して茶とする）はいずれも強壮，強精剤となり，腰脚を強める。

漢方：増損建中湯，五加皮湯など。
栽培：挿し木で繁殖は容易である。

15．ウツボグサ（シソ科）　茶

生薬名・漢名：夏枯草（かごそう）
学名：*Prunella vulgaris* Linn. var. *lilacina* Nakai
出典：神農本草経（217年）
別名：タワラグサ
薬食健康法：若葉，若茎は生のままテンプラとするほか，塩をひとつまみ入れた熱湯で茹でて，よく水に晒し，おひたし，油炒め，ゴマ和え，カラシ和えとする。また花は熱湯をくぐらせ，酢の物，カラ揚げ，テンプラとする。
性状：原野，路傍に自生する，多年生草本。茎は方形で全体に細かい毛を密生する。5〜8月に，紫色の唇形花をタワラ状につけるが，花穂は夏のうちに枯れ，茶褐色となるので夏枯草と言う。また花の形が，昔の武士が出陣の時，背負っていた矢入れ（靫（うつぼ））に似ているので靫草という。
薬用部位と採集時期：花穂（夏枯草）。7〜8月ごろ。
調製法：花穂が暗褐色に変じたころ，花穂のみを集めて陰干しする。しかし茎葉には麻酔，強壮の効果があるので，花穂に加えたほうがよいとの説もある。
薬効と使用方法：
1．花穂を1日10〜30g煎じて服用すれば，るいれき，眼病（特に眼球が激しく痛むもの）に効果がある。茎葉，根を加えたほうがさらに効果があると言われている。また消炎，利尿薬として浮腫，尿閉，腫物，頭瘡，脚腫（足がこぶのようにはれる），腎臓病，糖尿病，膀胱炎，高血圧，脳出血，肋膜炎，肺結核，ヒステリー，血の道，

子宮病，眼の痛みに効果がある。また便通も整える効果がある。
2．煎液を塗布または湿布すれば打ち身，捻挫，腫物に効果がある。煎液でうがいをすれば口内炎，扁桃炎に効果がある。
3．夏枯草と滑石を等量混合し，煎じて服用すれば小便難（尿量に関係なく小便が出しぶる），膀胱炎に効果がある。
4．夏枯草と甘草を煎じて服用すれば，るいれき，下痢に効果がある。
5．夏枯草に木通と甘草を等量混合し，煎じて服用すればひきつけに効果がある。
6．夏枯草にドクダミを加え，煎じて服用すれば大小便を整え，健康保持に効果がある（茶の代用としてもよい）。

漢方：収涙飲，二味夏枯草湯など。

16．ウド（ウコギ科）　酒・食・浴
　生薬名・漢名：独活（どっかつ）
　学名：*Aralia cordata* Thunb.
　出典：神農本草経（217年）
　性状：山野に自生するが，食用として畑にも植えられる。多年生草本。夏に茎頂および葉腋に散形花序をつけ，白色または淡黄色の小花を開く。漿果（しょうか）は小形で熟すると黒くなる。
　薬用部位と採集時期：根（独活）。秋の彼岸ごろ。
　調製法：根を一昼夜水に浸し，外皮を剥ぎ，さらに一昼夜水に浸した後，天日乾燥する。または根を採集し，水洗い後乾燥する。
　薬効と使用方法：
　　1．茎や根の絞り汁を飲めば強壮剤となり，精神分裂症にも効果がある。
　　2．根を常食または1日に15g煎じて服用すれば強壮，解熱，鎮痛剤として頭痛，風邪，めまい，中風，半身不髄，神経痛，リウマチ，関節炎，腎臓病，肋膜炎，肝臓病，歯痛，化膿止めなどに効果がある。
　　3．根を浴湯料とすれば痔に効果がある。
　　4．交通事故の後遺症であるむち打ち症に効果がある。
　その他：若芽，若葉，花蕾を食用とする。また果実と根茎は薬酒の原料と

なる。
漢方：十味敗毒湯，荊防敗毒散など。
栽培：春に株分けにより増やす。

17．ウメ（バラ科）　茶・食・酒

生薬名・漢名：烏梅(うばい)
学名：*Prunus mume* Sieb. et Zucc.
出典：神農本草経（217年）
性状：庭や畑で栽培される。落葉高木。早春に葉よりも早く，ほとんど無柄の花を開く。花は通常白色であるが，紅色，淡紅色のもの，一重咲き，八重咲きなど多くの品種がある。
薬用部位と採集時期：未熟果実。5〜6月。
調製法：梅は梅肉エキス，梅干し，梅酢，梅酒，烏梅などに加工して用いられる。梅肉エキスの製法は生の青梅をすりおろし，汁を日光ないし弱火で蒸発させると出来る。この製造の時には陶器製またはガラス製，ほうろう引きの器具以外は用いてはならない。梅酢は梅の実を塩漬けとしたときに出た汁に紫蘇(しそ)の葉をもんで入れ，赤く色付けしたものである。梅酒は青梅を焼酎漬けしたものである。烏梅は青梅の皮を去り，煤煙中で燻(いぶ)して乾燥したものである。
薬効と使用方法：
1．梅肉エキスを少量飲むと赤痢，食中毒その他各種の下痢に効果がある。烏梅，梅酢，梅酒などを飲んでも効果がある。
2．梅肉エキス，梅酢，梅酒，梅干しの黒焼きなどを少量飲むと鎮咳(ちんがい)，鎮嘔(ちんおう)，健胃剤として，風邪，扁桃炎，咽喉炎，気管支カタル，腹痛，急性腸炎，下血などに効果がある。その他腎臓病，心臓病，肋膜炎，日射病にも効果がある。
3．梅酒をガーゼ等に浸し，外用すると火傷(やけど)，打ち身，腫物，神経痛，リウマチなどに効果がある。
4．梅肉エキスをいんきん，たむし，白なまずなどに外用しても効果がある。
5．梅干しの肉を練って貼ると肩こりに効果がある。

6．ウメの根の粉末を飲めば黄疸(おうだん)に効果がある。
7．ウメの花の粉末を飲めば嘔吐の止まらないのに効果がある。
8．ウメの花と甘草(かんぞう)を煎じて茶代用とすれば乾性肋膜炎に効果がある。
9．梅干しの肉に松脂(まつやに)の粉末を混ぜて付けると，なまずに効果がある。
10．梅干し3，ホオズキの実5，ヨモギの葉1の割合で混ぜ，黒焼き末とし，ゴマ油で練って付けると痔に効果がある。
11．梅酒にレンコンのおろし汁を加えて服用すれば肺炎，気管支カタル，喘息に効果がある。
12．梅干しの種を除きコップに入れよくつぶす。その中に醬油を茶さじ一杯加え，熱い番茶を注いでよくまぜると疲労回復剤となり，疲れて頭が痛い時に効果がある。

漢方：烏梅丸，理中安蛔丸，椒梅丸など。

18．ウラジロガシ（ブナ科）　浴

学名：*Quercus salicina* Blume

性状：山野に自生する。常緑高木。葉はやや薄い革質で，表面に光沢があり，裏面はろう質を分泌して白色である。5月ごろ，花穂をつけ，秋の終わりに堅果は熟する。

薬用部位と採集時期：葉，樹皮。1年中。

調製法：葉，樹皮を採集し，乾燥する。

薬効と使用方法：

1．葉，樹皮を1日に20〜30ｇ煎じて服用すれば各種の結石（膀胱結石，腎臓結石，胆石，尿路結石など）に効果がある。量を多く飲むほど良いが，胃腸を害することがあるので漢方薬の柴苓湯などと一緒に用いるほうがよい。喘息，膀胱炎，腎臓病，胆嚢炎，尿毒症，糖尿病，高血圧，神経痛，リウマチ，肋膜炎，肝臓病，心臓病，血の道，便秘，各種の腫物(はれもの)に効果がある。
2．浴湯料とするとじん麻疹に効果がある。

19．エビスグサ（マメ科）　茶・浴

生薬名・漢名：決明子(けつめいし)

学名：*Cassia tora* Linn.
出典：神農本草経（217 年）
性状：薬用を目的に各地で栽培される。1 年生草本。茎は稜形で直立し，葉は偶数羽状複葉で，夏（7～9 月）に葉腋に黄色花をつけ，後にひし形状四辺形の種子を一列含む細長い豆果を生じる。
薬用部位と採集時期：種子（決明子）。果実の熟期（10～11 月）。
調製法：豆のさやがほとんど褐色に熟し，葉の枯れるころ全草を刈り取り，乾燥後，叩いて種子を採集し，さらに陰干しする。使用の際には少し焙（ほう）じて用いるほうがよいが，黒くなるまで炒ったり，炒って長く置いたものはかえって効果がない。
薬効と使用方法：
1. 決明子を 1 日 10～20 g 煎じて服用または茶の代用とすれば，健胃，消炎，緩下，強壮，利尿剤となり，胃炎，胃下垂，胃アトニー，肋膜炎，糖尿病，膀胱カタル，腎臓病，肝臓病，黄疸，二日酔，心臓病，動脈硬化，高血圧，神経痛，リウマチ，婦人病などに効果がある。また，眼病一切に効果がある。眼病にはハトムギを加えるとさらに良い。また煎液で洗眼しても効果がある。一方うがい薬とすれば扁桃炎，咽喉カタルなどの口中の荒れと痛みに効果がある。
2. 葉をもんで塗布すれば毒虫の刺し傷に効果がある。
3. 決明子，ドクダミの葉を同量煎じて服用すれば高血圧に効果がある。
4. 決明子とゲンノショウコを合わせ，煎じて服用すれば胃潰瘍，十二指腸潰瘍に効果がある。
5. 防己，桑白皮，決明子を煎じて服用すればリウマチに効果がある。
6. 決明子，接骨木，トウモロコシの雌花の花桔（南藩毛（なんばんもう）（93 ページ参照））を加え，煎じて服用すれば腎臓病に効果がある。
7. 全草を浴湯料とすれば血液循環がよくなる。
漢方：洗肝明目湯，羚羊角散など。
栽培：4～5 月に播種する。開花後は肥料が切れるようにする。多肥となると種子がつかない。

20．オウレン（キンポウゲ科）　染

生薬名・漢名：黄連(おうれん)

学名：*Coptis japonica* Makino

出典：神農本草経（217 年）

性状：山野の樹下に自生する。常緑多年生草本。葉は根生し，早春に花茎を出し，白色の花を開く。花後，果実は袋果となり，輪状に並ぶ。セリバオウレン，キクバオウレンなどの根茎を用いる。コセリバオウレン，バイカオウレン，ミツバオウレンなどは根茎が小さいため市場品としては用いられないが，自家用としてなら使用出来る。

薬用部位と採集時期：根茎（黄連）。秋～冬。

調製法：根茎を抜き取り，茎，葉，ひげ根を取り去って水洗いし，少し乾燥後，残っているひげ根を焼き去り，さらに乾燥する（自家用にはひげ根も用いる）。

薬効と使用方法：

1. 根茎（黄連）を 1 日に 10 g 煎じて服用，または粉末を 1 回に 1 ～ 3 g 服用すると下痢止めとして効果がある。消炎性苦味健胃，整腸剤として，赤痢，消化不良，胃・腸カタル，腸炎，腸結核，腹痛に効果がある。さらに充血，出血，消炎のために胸苦しいとき，神経不安，みずおちのつかえなどや黄疸，肝臓病，心臓病，肋膜炎，皮膚掻痒症に効果がある。
2. 根茎の煎液で罨法すれば結膜炎その他の眼病一般に効果がある。同様にすれば痔にも効果がある。
3. 根茎の煎液でうがいするか，粉末を塗布すれば歯痛，口内炎に効果がある。
4. 黄連，山梔子(さんしし)（クチナシ）各 5 g を煎じて服用すれば興奮，のぼせ，不眠に効果がある。
5. 黄連，生姜(しょうきょう)（ショウガ）を煎じて服用すれば下痢，しぶり腹に効果がある。

その他：根は黄色染料として用いられる。

漢方：黄連解毒湯，清上防風湯など。

栽培：5 月ごろ，種子を採果し，土と川砂を等量まぜ，冷暗所に保存する。

10月に苗床に播種，春に発芽したらそのまま肥培し，翌年定植する。種子は乾燥すれば発芽力が極端に落ちる。

21．オオバコ（オオバコ科）　食
　　生薬名・漢名：車前草，車前子（しゃぜんそう）
　　学名：*Plantago asiatica* Linn.
　　出典：神農本草経（217年）
　　性状：山野，路傍に自生する。多年生草本。葉は多数根生し，春〜秋（5〜10月）に白色の小花を穂状につける。類似植物のトウオオバコやヘラオオバコなども同様に用いる。
　　薬用部位と採集時期：全草（車前草）は7〜8月。種子（車前子）は9〜10月。
　　調製法：全草を引き抜き，根を取り去り，水洗いして天日乾燥，または花穂を取り，天日乾燥して種子を集める。
　　薬効と使用方法：
　　　1．車前草を1日10〜20g煎じて服用すれば鎮咳，健胃，強壮剤として効果がある。
　　　2．車前子を1日3〜10g煎じて服用すれば白内障，鳥目，目の充血，視力減退など眼病一般に効果がある。
　　　3．車前草を煎じて服用または茶の代用とすれば消化不良，下痢，赤痢，便秘，胃腸病，心臓病，肺結核，肋膜炎，蓄膿症，遺精，関節痛，ノイローゼ，神経衰弱などに効果がある。また，こしけ，子宮の各種疾患，血の道，冷え性などの婦人病一切に効果がある。さらに脂肪肝を改善する作用もある。
　　　4．煎液で洗浄すればトラホームに効果がある。
　　　5．車前子を煎じて服用または粉末として服用すれば強壮，止瀉剤となり，慢性便秘，慢性肝炎，尿閉に効果がある。
　　　6．車前草または車前子を煎じて服用すれば鎮咳，去痰，利尿剤として風邪，百日咳，喘息，腎炎，膀胱炎，尿利減少，浮腫，尿毒症に効果がある。
　　　7．生根汁または生葉汁でうがいをすると咽喉炎に効果がある。

8．絞り汁を内服すると腸の働きを整える。
9．絞り汁に酒，塩を入れてわかして飲めば血尿，排尿痛，遺精に効果がある。
10．生葉をあぶって腫物，麦粒腫に貼ると膿を吸い出す。
11．生葉をそのまま，または塩でもんで貼ると切り傷の止血，肋膜炎などに効果がある。
12．車前子10 gを甘草2 gとともに煎じて服用すれば百日咳，神経衰弱，神経痛，リウマチに効果がある。
13．車前子を八ッ目鰻（うなぎ）とともに煎じて服用すれば視力減退，各種のそこひに効果がある。
14．車前子にハブソウ，甘草を加えて煎じて服用すれば胃腸病に効果がある。

その他：若葉を食用とする。

22．オケラ（キク科）　食
　生薬名・漢名：白朮（びゃくじゅつ）
　学名：*Atractylodes japonica* Koidz.
　出典：神農本草経（217年）
　別名：ウケラ
　性状：山野の乾いた地に自生する。多年生草本。9月ごろ，茎の先のほうより小枝を伸ばし，その先に白色の花を開く。秋になると茎は木質化して堅くなり，茶褐色を呈する。
　薬用部位と採集時期：根茎（白朮）。10～11月。
　調製法：枯れた茎を切り捨て，根茎を水洗し，ひげ根を除き陰干しにする。
　薬効と使用方法：
　　1．根茎を1日に10～20 g煎じて服用すれば健胃，利尿，鎮静，鎮痛，強壮，発汗，駆風剤として浮腫，めまい，胃内停水，頭痛，腰痛などに効果がある。中風には酒で煎じて服用すれば効果がある。
　　2．根茎3 gに生姜2 gを加え，煎じて服用すれば風邪，胃下垂，胃アトニー，げっぷに効果がある。
　　3．根茎と茯苓各5 gを煎じて服用すれば尿の減少に効果がある。

4．根茎と防已各5gを煎じて服用すれば神経痛，リウマチに効果がある。

その他：若芽，若葉，根茎は食用とする。山菜のなかでも珍味に属する。根茎を室内でいぶすと，湿気を払いカビの発生を防ぐといわれている。

漢方：半夏白朮天麻湯，平胃散など。

栽培：日当たりと排水の良い土地ならどこでも栽培できる。

23．オトギリソウ（オトギリソウ科）浴

生薬名・漢名：小連翹（しょうれんぎょう）

学名：*Hypericum erectum* Thunb.

出典：大和本草（1709年）

別名：オトギリス

性状：山野，路傍の日当たりの良い所に自生する。多年生草本。黒色の細かい油点のある葉が対生し，夏から秋（7～9月）に小さい黄色の花をつける。類似のコオトギリ，トモエソウなども混用される。オトギリソウの名は平安時代，鷹匠の晴頼が，けがをした鷹の薬として愛用し，だれにも教えないで，こっそり使用していたが，その秘薬を弟が他人に漏らした。それで兄は怒って，弟を殺してしまった。それ以来，弟切草と呼ぶようになった。

薬用部位と採集時期：全草（小連翹）。9～11月。

調製法：開花中に根元から刈り取り，陰干しにする。

薬効と使用方法：

  1．生薬汁または煎液を外用すれば切り傷，打撲傷，腫物（はれもの）に効果がある。筋骨痛，たむし，湿疹，ひょうそ，リウマチ，咽喉カタルに効果がある。

  2．小連翹を1日に15g煎じて服用すれば，収斂（しゅうれん），止血，うがい薬として吐血，喀血，子宮出血に効果がある。また咽喉痛，頭痛，婦人の腰腹痛，黄疸，浮腫，肺病，神経痛，心臓病，リウマチ，咽喉カタルに効果がある。

  3．花のアルコールチンキまたはゴマ油に漬けたものは切り傷，かぶれ，

耳の病に塗布すれば効果がある。
　　４．小連翹 15 g とホオノキの実 10 g を煎じて服用すれば腰痛, 浮腫に効果がある。
　　５．小連翹を浴湯料とすればリウマチ, 痛風, 神経痛に効果がある。
その他：葉の絞り汁は鳥類の諸病の特効薬である。なお, 小連翹は副作用や合成薬との相互作用も報告されているので服用にさいしては注意を要する。

24．オミナエシ（オミナエシ科）

生薬名・漢名：敗醬根(はいしょうこん)
学名：*Patrinia scabiosaefolia* Fisch.
出典：神農本草経（217 年）
性状：日当たりのよい山野に自生するが, 花が美しいので花壇などにも植えられる。多年生草本。葉は対生し羽状に分裂する。夏から秋に茎頂に美しい黄色の小花を多数つける。この植物の根が醬油の腐ったような臭いがするので敗醬根と言われる。
薬用部位と採集時期：根（敗醬）, 8～10 月ごろ。
調製法：地上部が枯死して根茎の十分発育したころ根を掘り, 水洗いして乾燥する。
薬効と使用方法：
　　１．根を 1 日 10 g 煎じて服用すれば産前産後の要薬として腹痛, 産後の肥立ちなどに効果がある。また利尿, 解毒, 排膿, 消炎, 浄血剤として浮腫, 腫物, るいれき, 吐血, 鼻血, こしけ, 血の道, 月経閉止, 子宮内膜炎, 胆嚢炎などに効果がある。
　　２．根を濃く煎じた液で洗眼すれば目の充血, はやり眼, ただれ眼, その他眼病一般に効果がある。
その他：秋の七草の一つで, 若葉は食用とする。オトコエシも同様に食用とする。
漢方：薏苡(よくい)附子敗醬散, 外台桔梗湯など。

25. カキ（カキノキ科）　茶・食

生薬名・漢名：柿渋，柿蔕(してい)
学名：*Diospyros kaki* Thunb.
出典：名医別録（502 年）
性状：山中に自生するが，多くは栽培される。落葉高木。6 月ごろ，葉腋(ようえき)に淡黄色の花をつける。
薬用部位と採集時期：葉は春〜夏。蔕(へた)，柿渋は秋。
調製法：葉は採集し，蒸して乾燥する。柿渋は小粒で，出来るだけ渋いカキを選び，青いうちに採り，約1割の水を加え，つきくずし，5〜6日間毎日かきまわし，びんに詰めて冷暗所に密閉貯蔵する。古いほど良いが3ヵ月目ころより使用できる。

薬効と使用方法：

1. しゃっくり止めに柿蔕を1日30 gを煎じて服用すれば効果がある。少量では効果のないときもある。また柿渋5 g，甘草(かんぞう)を煎じて服用するか，柿蔕15 g，丁子(ちょうじ)1.5 g，生姜4 gを煎じて服用すればしゃっくりに効く。
2. 柿渋に明礬(みょうばん)を1〜2割加え（明礬は欠いてもよい），脱脂綿につけて肛門(こうもん)にあてると痔出血に効果がある。
3. 柿渋を塗布すれば種々のかぶれ，筋違い，打ち身，火傷(やけど)，しもやけに効果がある。
4. 柿渋をそのまま，または大根おろし汁で薄めて服用すれば高血圧，中風，脳溢血，吐血，鼻血に効果がある。柿茶を代用してもよい。
5. 柿蔕を煎じて服用すれば夜尿症に効果があり，煎液で洗えばしもやけに効果がある。
6. 生柿を食べると二日酔，動脈硬化症に効果がある。
7. 葉5〜6枚を煎じて服用すれば眼底出血に効果がある。
8. 葉を粉末として1日5〜10 gを服用すると嗜眠(しみん)（意識の混濁した状態。眠り続けて強い刺激を与えなければ覚醒も反応もしない状態のこと）に効果がある。
9. 干し柿または柿霜（干柿の表面に生じる白い粉）を飲むか，煎じて服用すれば鎮咳薬として効果があり，酒毒も消す。

10. カキの花の黒焼き末を服用すれば小児の下痢に効果がある。
11. 干柿1個，艾葉（ヨモギの葉）4gを煎じて服用すれば血尿，血便に効果がある。
12. 柿蔕5個，黒ゴマ4gを煎じて服用すれば夜尿症，膀胱炎に効果がある。
13. 柿蔕，黒豆を煎じて服用すれば心臓病に効果がある。

その他：柿渋または柿茶を服用していると便秘することがあるので便通には注意が必要である。柿茶の作り方は初夏から夏にかけて採集し，太い葉脈は切り去り，約2分間蒸し器で蒸す。長く蒸すとビタミンCがこわれるので注意。

漢方：柿蔕湯，丁香柿蔕湯，通正散など。

26. カキドウシ（シソ科）　食・浴
   生薬名・漢名：連銭草
   学名：*Glechoma hederacea* Linn. var. *grandis* Kudo
   出典：神農本草経（217年）
   別名：カントリソウ
   性状：原野，路傍に自生する。蔓性の多年生草本。茎は毛を有する方形で，最初は直立するが春から初夏に淡紫色の花を葉腋に1～3個つけた後，長く伸びて倒れ，地面をはって，節から根を出し，繁茂する。葉には一種の芳香があり，苦い。成長にまかせれば，垣根を通り越して隣の庭まで蔓を伸ばして侵入していくので，「垣根通し」の意味でカキドウシという。また薬効から疳取り草の意味でカントリソウと言う。

   薬用部位と採集時期：全草（連銭草）。5～6月ごろ。
   調製法：花後の蔓の伸び切ったころ，根元より刈り取り，乾燥する。
   薬効と使用方法：
   1. 連銭草を1日5～15g煎じて服用すれば小児の疳の妙薬で虚弱児の強壮剤となる。また風邪，解熱，鎮咳，鎮痛，喀血，肺炎，泌尿器カタル，腎炎，腎臓結石，胆石，陰萎，糖尿病，高血圧，神経痛に効果がある。

2．生葉汁を塗るとたむし，打撲傷に効果がある。
3．生葉汁または乾燥粉末を服用すれば魚毒に効果がある。
4．連銭草を浴湯料とすれば湿疹，汗疹(あせも)に効果がある。
5．連銭草にゲンノショウコ，甘草を合わせ，煎じて服用すれば大腸カタル，赤痢などの下痢に効果がある。
6．連銭草10ｇ，山薬5ｇ，ドクダミ5ｇを煎じて服用すれば糖尿病に効果がある。
7．カキドウシ5ｇとクマヤナギ10ｇを煎じて服用すれば胆石に効果がある。

その他：全草をよくアク抜きして食用とする。
漢方：金花散など。

27．カノコソウ（オミナエシ科）

生薬名・漢名：吉草根(きっそうこん)
学名：*Valeriana fauriei* Briq.
出典：重訂増補和蘭薬鏡（1830年）
別名：ハルオミナエシ
性状：山野の日当たりの良い湿地に自生する。多年生草本。茎は中空で直立し，葉は対生で羽状に全裂する。地下にはあまり長くない根茎を有し，この根茎から多数の根とほふく茎を出す。全株に特異の臭気を有し，5～6月ごろに葉脈より花軸を出し，淡紅紫色の美しい細かい花を枝先に多数，散房状花序につける。
薬用部位と採集時期：根（吉草根）。7～8月ごろ。
調製法：根を切らないように掘り取り，水洗いして乾燥する。
薬効と使用方法：
1．吉草根を1日に3～8ｇ煎じて服用，または粉末を1～2ｇ服用すれば鎮静，鎮痙剤としてヒステリー，ノイローゼ，神経衰弱，神経過敏，精神不安に効果がある。また不眠症，偏頭痛，めまい，耳鳴り，心悸亢進(しんきこうしん)，疝痛(せんつう)，てんかんに効果がある。

栽培：やや湿気の多い，夏期に冷涼な土地に適する。9月に株分けを行う。

28. カボチャ（ウリ科）　食

生薬名・漢名：南瓜仁（なんかにん）
学名：*Cucurbita moschata* Duch. var. *Toonas* Makino
出典：本草綱目（1578 年）
別名：トウナス，ナンキン
性状：そ菜として栽培される。カボチャの名はカンボジアに由来している。
薬用部位と採集時期：種子（南瓜仁），果実，葉。夏〜秋。
調製法：果実，種子，葉を採集し，乾燥する。
薬効と使用方法：

1. 南瓜仁の皮を除いたものを乳鉢で粉末とし，1 日に 30〜50 g を服用，服用後 3 時間位たってさらに下剤を服用すれば条虫駆除薬となる。
2. 種子を 1 日に 10〜20 g 煎じて服用するか，炒って食べると利尿剤として産前産後の浮腫，乳汁分泌不足に，去痰薬として風邪，咽喉痛に効果があるのみならず，血圧を下げ，糖尿病，腎臓病，回虫・条虫の駆除もできる。カボチャを食べても同様の効果がある。
3. 葉の乾燥粉末を茶匙に 3 分の 1 ずつ服用すれば回虫・条虫の駆除に効果がある。
4. 果実を練って患部に貼れば，乾性肋膜炎，肋間神経痛に効果がある。
5. 花を 5〜6 輪採集し，コップに入れ，食塩を少々加えて熱湯をかけ，その湯を飲むと日射病に効果がある。
6. ヘタの粉末をゴマ油で軟膏状に練って貼れば，おできに効果がある。
7. 生の葉，花の絞り汁を塗布すれば毒虫の刺傷に効果がある。塩を少量加えるとさらに良い。
8. ヘタ，種子を黒焼きとし，これに黒砂糖を混ぜて飲むと百日咳に効果がある。

栽培：日が長くなると雌花が付きにくくなるので，2 月下旬から 3 月上旬に播種する。

29. カラスウリ（ウリ科）　浴・化粧水

生薬名・漢名：土瓜根（どかこん），王瓜仁（おうかにん）

学名：*Trichosanthes cucumeroides* Maxim.

出典：神農本草経（217年）

性状：山野，路傍に自生する。蔓性の多年生草本。夏に白色の美しい花をつけ，後に真赤に熟する果実を結ぶ。唐朱瓜の意味で唐朱とは古く唐より伝来した丹砂より作られた朱墨のことで果実の色から付けられた。

薬用部位と採集時期：塊根（土瓜根），種子（王瓜仁）。10月～翌年3月。

調製法：果実から種子を取りだし，水洗い後乾燥する。塊根は水洗いし，コルク皮を取り，縦割りまたは輪切りにして乾燥する。また塊根から澱粉をとり，天花粉とする。

薬効と使用方法：

1. 生果汁または果実を砕いてアルコールに漬けた液はしもやけ，あかぎれ，ひび，肌荒れに効果がある。また化粧水としても用いる。茎の汁も同様に用いる。
2. 土瓜根を1日5～15g煎じて服用または粉末を1回4～5g服用すれば利尿，通経，催乳剤として黄疸，遺尿，頻尿，夜尿症，腎臓病，浮腫，便秘，るいれき，喘息，鎮咳，乳汁不足，血の道に効果がある。
3. 生根をすりおろし，患部に貼れば，るいれき，腫物に効果がある。
4. 天花粉はさん布剤として湿疹，あせも，ただれに効果がある。
5. 生根をすりおろし，甘草の煎液で練って貼れば火傷に効果がある。
6. 王瓜仁または果実を煎じて服用すれば去痰，鎮咳，鎮静剤となるほか，吐血，黄疸，肝臓病，血の道に効果がある。
7. 土瓜根を浴湯料とすれば脊髄の痛みに効果がある。
8. 生根を卸しがねですりおろし，茶匙1杯を服用すれば喘息，咳に効果がある。乾燥した根茎を煎じて服用してもよい。

漢方：土瓜根散，六物丸，参華煉など。

30．カリン（バラ科）　酒・食

生薬名・漢名：欄木，榠樝

学名：*Pseudocydonia sinensis* Schneid.

出典：名医別録（502年）

別名：カラナシ，キボケ

性状：庭園に植えられる落葉高木。樹皮は緑色を帯びた褐色で，鱗片状に剝げる。春，新芽と共に淡紅色の花を付け，後に楕円形ないし倒卵円形で頭のとがった果実をつける。果肉には芳香があり，硬く，酸味が強い。マルメロも同様に用いる。

薬用部位と採集時期：果実。秋。

調製法：成熟した果実を輪切りにして乾燥する。

薬効と使用方法：

1. 果実を煎じて服用すれば肺カタル，気管支カタル，るいれき，腺病質に効果がある。また肺結核の初期にも効果があるほか，強壮，滋潤，去痰剤としても効果がある。
2. カリン酒を服用すればのどの痛みに効果がある。

その他：熟果は焼き，または蒸して食べる。果実はカリン酒として用いる。カリン酒はにおいが強く，消化を助ける。

31．カワラケツメイ（マメ科）　茶・食

生薬名・漢名：山扁豆（さんぺんず）

学名：*Cassia nomame* (Sieb.) Honda

出典：和漢薬考（1893年）

別名：マメチャ，ハマチャ，ネムチャ，弘法茶

性状：原野，河原に自生する。1年生草本。夏から秋に葉腋に黄色の小花を付け，後に豆果を生じる。類似のクサネムも同様に用いる。

薬用部位と採集時期：全草。8～9月。

調製法：花の咲き始めたころから，さやの黒変するまえに根ごと引き抜き，根を切り捨て，乾燥する。

薬効と使用方法：

1. 全草を1日20ｇ煎じて服用，または煮て食べるか，茶の代用とすれば強壮，利尿，健胃，整腸，消炎剤として浮腫（むくみ），腹水，脚気（かっけ），腎臓病，妊娠腎，尿路結石，黄疸，肋膜炎，消化不良，大腸カタル，便秘に効果がある。

2．濃く煎じた液で罨法すれば疲れ目，しぶり目に効果がある。
その他：若葉を味噌汁として煮食するほか焙じて茶の代用とする。
漢方：参苓白尤散など。

32．カワラヨモギ（キク科）　浴
　生薬名・漢名：茵陳蒿（いんちんこう）
　学名：*Artemisia capillaris* Thunb.
　出典：神農本草経（217年）
　別名：ネズミヨモギ，ハマヨモギ
　性状：原野，路傍に自生する。多年生草本。根生葉は白色の絹毛があるが茎葉は無毛である。茎は直立して分枝し，茎の下部は木質化する。根茎は堅くて短い。夏から秋に枝上部に無数の小頭花を円錐花序に開く。
　薬用部位と採集時期：花穂（茵陳蒿）。8～9月ごろ。
　調製法：花の咲いているころから，果実が未だ脱落しないうちに花穂を採取し，乾燥する。
　薬効と使用方法：
　　1．茵陳蒿を1日に10～20g煎じて服用すれば利胆剤として黄疸に効果がある。また消炎，利尿，解熱，去痰剤として肝硬変その他の肝臓疾患，胆石，胆嚢炎，膀胱炎，尿毒症，浮腫，高血圧，胃痙攣，じん麻疹などに効果がある。
　　2．浴湯料とすれば皮膚のかゆみに効果がある。
　　3．煎液を口に含んでいると口内炎に効果がある。
　漢方：茵陳蒿湯，茵陳五苓散など。

33．カンアオイ（ウマノスズクサ科）
　生薬名・漢名：土細辛（どさいしん），杜衡（としょう）
　学名：*Asarum nipponicum* F. Maekawa
　出典：名医別録（502年）
　性状：山野の樹陰に自生する。多年生草本。根茎は斜めにはい，節が多く，茎は非常に短い。葉は根生し，深緑色で白斑がある。葉は革質で心

臓形，全緑。晩秋から冬に，暗紫色を帯びた花を半ば地に埋めて開く。

薬用部位と採集時期：根茎，根。冬。

調製法：根，根茎を採集し，天日乾燥する。

薬効と使用方法：
1．根を5～10 g煎じて服用すれば鎮痛，鎮痙，健胃，鎮咳，利尿剤として効果があり，頭痛，喘息などにも効果がある。

その他：ウスバサイシンの代用とする。地上部には腎炎を引きおこす成分が入っているので要注意。

栽培：栽培はやや難しい。秋に株分けをする。直射日光の当たらない，排水の良い，肥えた土地に植える。

34．キカラスウリ（ウリ科）

生薬名・漢名：瓜呂仁（かろにん），瓜呂根（かろこん）

学名：*Trichosanthes kirilowii* Maxim. var. *japonica* Kitamura

出典：神農本草経（217年）

性状：樹林，竹林中に自生する。蔓性の多年生草本。夏に白色の美しい花をつけ，後に黄色に熟する果実を結ぶ。

薬用部位と採集時期：塊根（瓜呂根），種子（瓜呂仁）。10月～翌年3月。

調製法：果実より種子を取り出し，水洗い後乾燥する。塊根は水洗いし，コルク皮を剥ぎ，縦割りまたは輪切りにして乾燥する。また塊根より澱粉（でんぷん）を採り，天花粉（てんかふん）とする。

薬効と使用方法：
1．瓜呂根，瓜呂仁を1日5～10 g煎じて服用すれば鎮静，鎮痛，鎮咳，解熱，催乳，通経，去痰，利尿剤として口渇，喀血（かっけつ），黄疸（おうだん），浮腫，酒の中毒，糖尿病，膀胱炎（ぼうこうえん），風邪，気管支カタル，喘息（ぜんそく），肋膜炎（ろくまくえん），肺結核，胃腸病，血の道，子宮の各種疾患に効果がある。
2．天花粉はあせも，ただれ，湿疹（しっしん）にさん布剤とする。
3．果実を酒に浸したものは，ひび，しもやけ，肌荒れに効果がある。
4．瓜呂根10 g，竹の皮5 gを煎じて服用すれば喘息，去痰に効果がある。

漢方：四聖散，括呂丸，括呂橘皮湯，柴胡姜桂湯など。

35．キキョウ（キキョウ科）
　生薬名・漢名：桔梗根
　学名：*Platycodon grandiflorum* A. DC.
　出典：神農本草経（217年）
　薬食健康法：キキョウの若芽や若茎の先端の柔らかいところを，生のまま
　　　　　テンプラ，炒め物とするほか，茹でて水に晒し，ゴマ和え，酢味噌
　　　　　和えとする。また根はササガケとし，水によく晒してキンピラ風に
　　　　　する。
　性状：日当たりの良い山野に自生するが，観賞用として広く庭に植えられ
　　　　る。多年生草本。7月から8月ごろ枝の上部に青紫色または白色の
　　　　鐘状花をつける。植物名のキキョウは漢名の桔梗の音読みである。
　薬用部位と採集時期：根（桔梗根）。6～7月または10月～翌年3月。
　調製法：6～7月に採集のものは，根の皮，茎を採り，3日間水に浸し，
　　　　　さらに米のとぎ汁に一昼夜浸した後，水洗いして天日乾燥する
　　　　　（晒桔梗）。10月～翌年3月に採集のものは水洗いし，そのまま乾
　　　　　燥する（生干）。
　薬効と使用方法：
　　1．桔梗を1日3～10g服用すれば咽喉痛に効果がある。また排膿，
　　　鎮痛，去痰，解熱，強壮剤として風邪，気管支炎，喘息，扁桃腺炎，
　　　鼻づまり，肺結核，肋膜炎，胸痛，骨膜炎，化膿症に効果がある。
　　2．生葉茎汁をウルシかぶれに塗布すると効果がある。
　　3．桔梗，杏仁各3g，甘草2gを煎じて服用すれば鎮咳剤となる。
　漢方：桔梗湯，桔梗白散，五積散など。
　栽培：秋または春に排水の良い土地に播種する。2年目の6月ごろに収穫
　　　　する。

36．キク（キク科）　食・洗
　生薬名・漢名：菊花
　学名：*Chrysanthemum morifolium* Ramat.

出典：神農本草経（217年）
薬用部位と採集時期：花（菊花）は秋。葉，根は常時。
調製法：頭花を採集して乾燥する。料理菊を用いるが，他の一般の品種いずれを用いてもよい。
薬効と使用方法：
1. 菊花，紅花を合わせ，濃く煎じた液で温湿布すれば打ち身に効果がある。菊花，葉を煎じて温湿布しても効果がある。
2. 菊花を5〜10g煎じて服用すれば解熱，鎮静，鎮咳剤となり，風邪，眼病，耳鳴り，めまい，酒で身体をこわした時に効果がある。
3. 菊花，葉の煎液（生の葉の絞り汁でもよい）を鼻血には鼻中に入れ，耳の痛みには耳に注ぐと効果がある。また塗布すれば湿疹に効果があり，髪を洗うと髪のくせを治し，ふけを防ぐ効果がある。
4. 花，葉，根を一度水に浸けた後，もんで汁を絞り約100mℓを服用すれば胃痙攣，疔・腫物の痛み，酒の中毒で身体をこわした時に効果がある。
5. 絞り汁で湿布すれば虫刺され，腫物，指の痛み，歯痛，しらくもに効果がある。
6. 乾花を枕に入れると安眠（ハマゴウの果実を混合すればさらに効果がある）でき，目を明らかにする。
その他：花，葉を食用とする。特に花を茹で，酢のものにすると健康に役立つ。
漢方：茶調散，甘菊膏，桃花散など。

37. キササゲ（ノウゼンカズラ科）

生薬名・漢名：梓実梓葉，梓皮（しんじつ）
学名：*Catalpa ovata* G. Don
出典：神農本草経（217年）
別名：アズサ，カワギリ
性状：河岸などに自生するが，庭木としても植えられる。落葉高木。7月ごろ，枝先に淡黄色の花を円錐花序につけ，花後，細長いさく果を房状につける。

薬用部位と採集時期：さく果（梓実）は9～11月。葉（梓葉）は開花期。樹皮（梓皮）は7～8月。

調製法：半ば熟したさく果，および葉，樹皮を採集し，十分に乾燥する。

薬効と使用方法：

1. 梓実を1日に5～15ｇ煎じて服用すれば利尿剤として浮腫，糖尿病，蛋白尿，血尿，腎臓病に効果がある。また尿路結石，膀胱炎，湿性腹膜炎，腹痛，肝臓病，神経痛，風邪，疣痔に効果がある。
2. 梓葉の煎液または絞り汁で洗うと瘡腫，癰腫等の熱を去り，膿を吸い出す。また皮膚搔痒症，水虫に効果がある。生葉をつぶして汁を付けてもよい。
3. 梓皮を煎じて服用すれば健胃剤となる。
4. 梓実，トウモロコシの毛を煎じて服用すれば腎炎，浮腫に効果がある。さらにニワトコを加えてもよい。
5. 梓葉60ｇ，クヌギの樹皮40ｇ，桜皮20ｇを煎じて服用すれば悪性の腫物に効果がある。

栽培：栽培は容易で，日当たりの良い土地で，排水の良い土地に植える。挿し木でも，播種でも苗がえられる。播種は11月がよい。

38．キハダ（ミカン科）　染

生薬名・漢名：黄柏（おうばく）

学名：*Phellodendron amurense* Rupr.

出典：神農本草経（217年）

性状：山野に自生するが，樹皮をとるため植林もされる。雌雄異株の落葉高木。幹は黄褐色または灰白色を呈し，内皮は黄色である。夏（6～7月）に黄緑色の細花をつけ，後に実は黒く熟する。

薬用部位と採集時期：樹皮（黄柏）。晩春～初夏。

調製法：枝または幹を切って樹皮をはぎ，踏んでコルク皮を除き，十分に乾燥する。

薬効と使用方法：

1. 樹皮を煎じ洗眼すると目の充血，ただれ目，結膜炎その他の眼病に効果がある。

2．樹皮の粉末（半分をいり，半分は生のままで混合して用いるほうがよい）を水または酢で練って貼るか，濃煎液で湿布すれば打撲傷，火傷，股ずれ，扁桃炎に効果がある。
3．樹皮を1日10g煎じて服用または粉末を1日1g服用すれば苦味健胃，強壮，整腸，殺菌，消炎，収斂剤として細菌性腸炎，腸内異常発酵による下痢，消化不良，食欲不振，胃痙攣，胃アトニー，胃炎，十二指腸潰瘍，大腸カタル，腹痛，肺炎，肺結核，二日酔，貧血，子宮出血，るいれき，よこねに効果がある。
4．粉末を水または酢で練って貼れば神経痛，リウマチ，捻挫，るいれき，腰痛，火傷，打ち身，湿疹，水虫，しらくもに効果がある。
5．黄柏末に生姜汁を混ぜて湿布すれば，リウマチ，五十肩に効果がある。
6．黄柏，南天葉，山梔子を煎じて口に含んでいると口内炎に効果がある。

その他：樹皮を黄色染料として用いる。
漢方：黄連解毒湯，黄連湯など。
栽培：種子を蒔いて12～20年，幹の直径が30cmほどに肥大すれば収穫できる。繁殖は挿し木でも出来るが，種子を播種するほうが能率的である。

39．キランソウ（シソ科）　浴
　生薬名・漢名：金瘡小草（きんそうしょうそう）
　学名：*Ajuga decumbens* Thunb.
　出典：本草綱目拾遺（1765年）
　別名：ジゴクノカマノフタ
　性状：路傍，河岸，田畑の畦などに自生する。多年生草本。茎は地面をはって直立せず，全体に白毛を密生する。葉の表面は深緑色，裏面は紫色を帯び，春，濃紫色の小花を数個つける。
　薬用部位と採集時期：全草（金瘡小草）。1年中。
　調製法：全草を採集し，水洗いして陰干しとする。多くは花期に採集する。
　薬効と使用方法：

1. 生葉汁を塗布すれば火傷(やけど)，切り傷，毒虫の刺傷，あせも，打ち身，捻挫，リウマチ，くさ，腫物の膿をだすのに効果がある。
2. 金瘡小草を1日2～15g煎じて服用または酒で煎じ，あるいは粉末を酒で服用すれば腎臓結石，胆石(たんせき)その他の各種結石，腎臓病，高血圧，神経痛，血の道，結膜炎に用いる他，腫物，るいれき，切り傷，発熱，腹痛，鼻血，下血に効果がある（妊婦は用いないほうが良い）。
3. 煎液で患部を洗うとウルシかぶれ，あせもに効果がある。
4. 金瘡小草を浴湯料とすればあせもに効果がある。

栽培：花が終わって3週間後に花の部分を採取し，紙の上で乾燥させると種子を集めることが出来る。種子は日当たりの良い地へ蒔く。土をかける必要はない。

40. キンカン（ミカン科）　茶・食

生薬名・漢名：金橘(きんきつ)

学名：*Fortunella japonica* Swingle var. *margarita* Makino

出典：本草綱目（1578年）

性状：果樹として庭に植えられる。常緑低木。枝葉は密に茂り，葉は皮針形で上面は濃緑色であるが，裏面は白緑色で葉脈は明確でない。葉肉中には細かい油点が多く，夏に白色の小花を開き，芳香を放つ。秋に果実は燈黄色に熟する。近年多くの栽培品種が作られている。

薬用部位と採集時期：果実（金橘），葉。秋。

調製法：果実，葉を採集し，乾燥する。

薬効と使用方法：

1. はしかの際，果実（金橘）に犀角(さいかく)を混ぜ，煎じて服用すれば発疹が出て早く治る。イセエビの殻を加えるとさらに効果があがる。
2. 金橘，果皮を1日6～10g，または葉を1日10～15g煎じて服用または茶の代用とすれば健胃剤となり，また百日咳，はしか，風邪の咳(せき)込み，のどの痛みに効果がある。
3. 果汁に生姜汁を少し加えて頓服，または果実を黒焼きとし，熱湯を注いで服用すれば発汗，去痰，鎮咳剤として効果がある。またスト

レスによる胃痛にも効果がある。
4．果汁で湿布すれば扁桃炎に効果がある。
5．キンカンの葉20枚に同量のオオバコの葉を加えて煎じて服用すれば咳、のどの痛みに効果がある。金橘4個と南天実10個を合わせて煎じて服用しても効果がある。
6．果皮の乾燥粉末をふりかけとして常用すれば慢性気管支炎などの鎮咳薬となる。既存のふりかけに混ぜると美味しい。

その他：果実（果皮）を食用とする。柑橘類中最も栄養価が高いと言われている。

41．キンミズヒキ（バラ科）　食

生薬名・漢名：竜牙草（りゅうげそう）
学名：*Agrimonia pilosa* Ledeb.
出典：名医別録（502年）
性状：山野，路傍に自生する。多年生草本。全株に粗毛を密布する。葉は互生し，葉柄基部には葉状のたく葉がある。夏から秋にかけて小枝の先に多数の小花をつける。果実はがくの内側に出来，がく筒には多数のかぎ状の毛があるので衣服などに付着しやすい。キンミズヒキの名は，花がミズヒキのようで黄金色であることから付けられた。
薬用部位と採集時期：全草（竜牙草）。夏。
調製法：開花時に全草を採集し，根部を洗った後，天日乾燥する。
薬効と使用方法：
1．竜牙草を1日4〜20g煎じて服用すれば収斂（しゅうれん），強壮剤として，下痢止め，大腸炎，赤痢，腹痛に効果がある。また吐血，胃潰瘍（いかいよう），胃痙攣（けいれん），こしけ，子宮の各種疾患，淋病，小便頻数に効果がある。
2．煎液でうがいをすれば口内炎，口中びらん，扁桃炎に効果がある。
3．煎液で湿布すればウルシかぶれ，皮膚病に効果がある。

その他：若葉を食用とする。

42．クコ（ナス科）　食・酒・洗髪料

生薬名・漢名：枸杞子（くこし），枸杞葉，地骨皮（じこっぴ）

学名：*Lycium chinense* Mill.
出典：神農本草経（217年）
薬食健康法：クコの葉や果実にはほとんどアクがなく食べやすい物で，汁の実にしたり，テンプラの材料とする。また若芽はおひたし，和え物，汁の実，油炒め，卵綴じなどとする。老葉はクコ茶とする。
性状：堤防，路傍に自生するが，庭にも植えられる。落葉低木。枝は細長く，蔓性を帯び，短い枝の変化した多数の刺がある。夏から秋に淡紫色の花を開き，秋に赤熟する。
薬用部位と採集時期：果実（枸杞子）は秋，枝葉（枸杞葉）は1年中。根皮（地骨皮）は秋。
調製法：果実，枝葉は採集し，乾燥する。根は採集し，水洗後皮を剥ぎ，乾燥する。
薬効と使用方法：
 1．果実，枝葉，根皮を煎じて服用または果実酒を服用すると解熱，強壮，強精剤として，また不眠，口内炎，肺結核，咳，腎臓病，淋病，糖尿病，陰萎，不感症，神経痛，リウマチ，血圧異常，動脈硬化症，寝汗，肝臓病，胃腸病，便秘に効果がある。また煎液は髪のくせ治しに効果がある。
 2．葉の煎液または果実汁で洗うと目の充血に効果がある。
 3．クコ，ハブソウの茎葉を煎じて服用すれば乳腫に効果がある。
 4．枸杞子5g，カチ栗10g，大棗8gを煎じて服用すれば強精剤となる。
 5．枸杞子，トウガラシをゴマ油でたき出し，豚脂（ブタのあぶら），黄蠟（蜜峰の巣から製した黄色の蠟）を加えて軟膏として塗布すれば育毛効果がある。
漢方：地仙散，保肝散，玉池散，地骨皮丸，瀉白散など。
栽培：挿し木で簡単に増やすことができる。

43．クサギ（クマツヅラ科）　食・染
　生薬名・漢名：臭梧桐，海州常山
　学名：*Clerodendrom trichotomum* Thunb.

出典：多識編（1612 年）
別名：クサギリ，クサギナ
性状：山野に自生する落葉低木。枝葉に毛が多く，葉は長柄で対生し，卵形でキリの葉に似ている。8 月ごろ，枝の上端ににおいのある花を開く。花は帯紅白色で，星状に開いた紅紫色のがくがある。果実は扁円形で空色に熟す。クサギの名は葉がキリの葉に似ており，悪臭があるので付けられた。
薬用部位と採集時期：根皮。秋。
調製法：生のうちに皮を剥ぎ，天日乾燥する。
薬効と使用方法：
1．根皮を 1 日に 10 g 煎じて服用すれば利尿，健胃，解熱，催吐剤として効果がある。
2．葉を粉末にして酢で練って貼れば足のただれ，瘡（そう）などに効果がある。
3．生の葉の汁を諸種の皮膚病に塗布すれば効果がある。また牛馬のシラミの駆除に効果がある。
4．茎中にいる虫（クサギノシンクイガ）を取り，炒（い）って食べると小児の疳（かん），胃の病気に効果がある。疳の病にはクサギと等量のカタツムリを一夜酒に浸して黒焼きとし，白湯にて服用するとさらに効果がある。
5．葉を焼いて食べれば寝小便に効果がある。
6．葉を煎じて服用すれば淋病，脚気，痔疾などに効果がある。オオバコの葉を加えるとさらに効果がある。
7．クサギの葉の絞り汁を飲むと催吐の効果がある。
その他：果実は古来より染料として用いられた。若葉を茹でて水に晒し，調理して食用とする。

44．クズ（マメ科）　食

生薬名・漢名：葛根（かっこん），葛花
学名：*Pueraria lobata* (Willd.) Ohwi
出典：神農本草経（217 年）
別名：ウマフジ，クツバカズラ

薬食健康法：葛の根より採られたデンプンは葛粉として和菓子の原料としても有名だが，葛花は塩漬けとして食べるか，或いはよく茹でて，水に晒し，三杯酢として食べれば，肝機能を亢進する作用がある。また若葉・若芽は油炒めやテンプラとしたり，茹でて，和え物，酢の物，炒め物，煮付けとして食べると同様の効果がある。また老葉は乾燥粉末としてふりかけとする。

性状：山野，路傍に自生する。蔓性の多年生草本。夏，葉腋に紫紅色の蝶形花を密生し，後に扁平なさや果を結ぶ。大和（奈良県）の国栖(くず)地方が，昔，葛粉の産地であったために名付けられた。

薬用部位と採集時期：根（葛根）は秋〜冬。花（葛花）は夏。葉は必要な時。

調製法：根を掘り取り，水洗いし，外皮を除き，サイコロ状または板状に切って天日乾燥する。冬期は凍らないように注意する。

薬効と使用方法：

1．葛花を1日に15g煎じて服用，または粉末として服用すれば二日酔その他の酒毒に効果があり，更に諸毒に効果がある。また血便，下痢便を治す。
2．葛根を1日に3〜10g煎じて服用すれば発汗，解熱，鎮痛，緩和，清涼剤として口渇，嘔吐，頭痛，風邪，項背強痛，血の道に効果がある。生根汁も同様に効果がある。
3．生根汁を飲むと食中毒，薬の中毒や酒を飲んで吐血するのに効果がある。
4．青葉汁は切り傷に外用して効果がある。また杯1杯ずつ服用すると糖尿病に効果がある。
5．葛花とアズキの花を同量粉末として飲めば酒に酔わなくなる。
6．葛粉を湯でとき，砂糖を加え，飲むと乳汁不足に効果がある。
7．葛粉を散布剤として塗布すればただれに効果がある。

漢方：葛根湯，葛花解醒湯など。

45．クチナシ（アカネ科）　染・食・香料
　　生薬名・漢名：山梔子(さんしし)

学名：*Gardenia jasminoides* Ellis forma *grandiflora* Makino
出典：神農本草経（217 年）
薬食健康法：花弁はそのままテンプラとするほか，さっと茹でて酢の物とする。特に花弁の三杯酢を食べて寝ると熟睡できる。花を酒に漬けて花酒とする。
性状：山野に自生するが，観賞用としても植えられる。常緑低木。葉は対生し，全縁で光沢がある。夏に芳香のある白色の花をつけ，後に縦に 6 〜 9 本の稜翼のある果実をつける。熟せば黄赤色となるが開裂しない。果実の形が酒などを入れる器（卮）に似ていて，木になるので木偏を付け，また果実の意味で子をつけた。
薬用部位と採集時期：果実（山梔子）。10 〜 12 月。
調製法：熟した果実を採集し，天日乾燥する。
薬効と使用方法：

1．果実（山梔子）を 1 日 5 〜 15 g 煎じて服用すれば解毒剤として，茸（きのこ）の中毒，魚の中毒に効果がある。また消炎，解熱，利尿，止血，浄血，鎮痛剤として充血，吐血，鼻血，痔出血，子宮出血，食道炎，のどの腫れ，胃痛，胃酸過多，黄疸，胸痛，肝炎，胆嚢炎，口内炎，頭痛，不眠症，神経衰弱，神経痛，腰痛，小便不利（小便が出にくい），腫物などに効果がある。
2．煎液でうがいをすると咽喉痛に効果がある。
3．煎液で罨法（あんぽう）すれば乳腺炎に効果がある。
4．粉末とし，水あるいは卵白で練って外用すれば火傷，しみ，腰痛，打撲傷，リウマチに効果がある。
5．山梔子を炒って粉末とし，服用すれば下血，鼻血に効果がある。
6．果実を黒焼きとし服用すれば痰を切り，咳止めとなる。
7．黄柏，山梔子を等量混合し，粉末とし，酢で練って貼ると打撲傷に効果がある（ショウガ汁を少し加えてもよい）。
8．山梔子に茵陳蒿（カワラヨモギ）を加えて煎じ，服用すれば黄疸に効果がある。

その他：果実は黄色染料に，花から香料を採取する。
漢方：梔子豉湯，梔子大黄湯など。

栽培：苗は挿し木で簡単に作れる。剪定は7月までに行う。これ以後，遅れると翌年，花がつかない。また八重咲きの花は実を結ばないので，必ず一重のクチナシを植える。

46．クマザサ（イネ科）　茶・食
　学名：*Sasa veitchii* (Carr.) Rehd.
　出典：本草綱目（1578年）
　性状：葉は4～7個で，狭長楕円形で，下面は無毛，冬期は縁辺が広く，白色に枯死する。花茎は通常長く伸びる。葉の縁が白色にくま取られているのでクマザサ（隈笹）という。また米笹（クマザサ：穂には米がみのり，ササの米は笹米として食用とされる）ともいわれている。
　薬用部位と採集時期：葉は1年中。芯葉(しんよう)は春。
　調製法：葉を採集し，乾燥する。また葉が開く前の芯葉を抜き取り，十分に乾燥する。
　薬効と使用方法：
　　1．葉を煎じて服用または茶の代用とすれば解毒作用があり，胃弱，胃のもたれ，高血圧，糖尿病に効果がある。
　　2．クマザサを茎を付けて刈り取り，火を付けて燃やし，2分の1～3分の1程度燃えたところで熱湯の中にいれて火を消し，そのままで少し沸騰させたのち，クマザサを除く。この茶を常時服用すれば虚弱体質，アレルギー体質が治る（クマザサの代わりにハチク，モウソウチクなどを用いてもよい）。
　その他：春の竹の子を採り食用とする。

47．クララ（マメ科）　浴
　生薬名・漢名：苦参(くじん)
　学名：*Sophora flavescens* Aiton
　出典：神農本草経（217年）
　別名：ウジコロシ，クサエンジュ
　性状：山野，路傍に自生する。多年生草本。茎は叢生し，初夏に茎頂に淡

黄色の小蝶形花をつける。花後，細長い豆果を生じる。クララの名は根の汁が目に入るとくらむので眩草と名づけた。漢名の苦参は，苦は味から，参は効力から名づけられた。

薬用部位と採集時期：根（苦参）。夏〜冬。

調製法：根を採集し，水洗いして茎，細根を除き，そのまま，またはコルク皮を除いて輪切りまたは縦割りとして乾燥する。

薬効と使用方法：

1. 苦参を1日3〜10ｇ煎じて服用すれば苦味健胃，強壮，鎮痛，駆虫剤として消化不良，腹痛，回虫駆除に効果がある。また，利尿，止瀉，解熱，殺菌剤として熱性下痢，脱肛，肝臓病，黄疸，腎臓病，心臓病，子宮内膜炎，こしけ，小児の疳，口内炎，るいれき，癰腫に効果がある。
2. 生葉汁または苦参の煎液で洗浄あるいは湿布すれば疥癬，たむし，水虫，毛ジラミ，あせも，毒虫の刺傷，腫物，とこずれ，乳腺炎，リンパ腺炎，脱毛防止に効果がある。
3. 苦参を米酢で煎じて服用すれば食中毒に効果がある。
4. 浴湯料とすればたむし等の皮膚病に効果がある。
5. 苦参，当帰の粉末を同量合わせ，酒，飯粒で練って丸とし，服用すれば酒査鼻（こぶのように鼻が赤くはれあがる）に効果がある。

その他：農業用殺虫剤，家畜の皮膚病，便所のウジ殺しなどにも応用される。有毒植物であるから使用には注意が必要である。

漢方：苦参湯，三物黄芩湯など。

48．クワ（クワ科）　茶・食・酒・洗髪料

生薬名・漢名：桑白皮，桑葉，桑椹（クワの実）

学名：*Morus bombycis* Koidz.

出典：神農本草経（217年）

薬食健康法：若葉，若芽は生のままテンプラとするほか，茹でて，和え物，汁の実とする。熟れた果実は生食するほかジャム，焼酎漬けとする。甘みがあり美味しい。また桑の実と米麹を混ぜて甘酒のようにして発酵させて作った桑椹酒は，古来より不老長寿の薬として奨用され

ている。葉は蒸したのち乾燥して桑茶とする。若い枝を薄く刻み少し焦げるぐらい炒って，茶にして飲む（一回量 10 g）。葉を乾燥粉末とし，フライパンで炒り，緑茶に混ぜる。

性状：東部アジア原産，山野に自生するが，養蚕のために畑で栽培される。雌雄異株の落葉高木だが，しばしば刈り取られたために灌木状になったものもある。葉は，柄があり，広卵形～広楕円形で，切れ込みがあり，種々の形の葉となる。4月ごろ，雌雄異種の淡黄緑色の小花を穂状に付ける。花は花弁はなく，がくが4枚あり，雄花は雄しべ4本，雌花は雌しべ1本をもつ。果実は密に集まって花穂状につき，（花後，楕円形で）黒紫色に熟する果実となる。これがいわゆる桑の実である。山地に自生するヤマグワも同じ目的で使用する。

薬用部位と採集時期：根皮（桑白皮），葉（桑葉）は夏。桑椹も晩春～初夏。

調整法：根を採集し，根皮を剥ぎ，乾燥する。皮の付いたままのものを皮付（生乾）といい，皮を除いた物を晒しと言う。葉，桑の実は採集し，乾燥する。枝幹を小さく切って桑茶とする。

薬効と使用方法：

1．桑葉を茶代用とすれば補血，強壮剤として中風，高血圧，動脈硬化，脳溢血に効果がある。ひげ根を煎じて服用しても効果がある。淋病，神経痛にも良い。

2．クワの実は果実酒として，また干して煎じて服用すれば滋養強壮，利尿，鎮咳剤となり神経衰弱，運動麻痺，知覚麻痺，酒毒，冷え症，不眠症，低血圧に効果がある。また性欲の衰えたものに効果がある。クワの実を酒で煮詰めて飲ませても効果がある。クワの実は1ヵ月以上は漬けておくこと。

3．桑白皮，桑葉を1日5～10 g煎じて服用すれば消炎，利尿，鎮咳，去痰，緩下剤として百日咳，呼吸困難，喘息，咳，痰，肺結核，肺気腫，肺水腫（水腫），腎臓病，尿利減少，便秘，のぼせ，脳溢血に効果がある。煎液を頭部によく擦り込むと抜毛に効果がある。桑葉は駆風（胃腸のガスを出す）薬となる。

4．葉の粉末を服用すれば寝汗に効果がある。

5．火傷には実をつぶしてつけると効果がある。
6．桑の枝を焼いて灰を作り，これに熱湯を注いで上澄液を取り，髪を洗うとふけ取りに効果がある。
7．桑白皮の煎汁を煮詰め，米麹を入れて桑酒を作り飲むと不老長寿薬となる。
8．桑葉または桑白皮と黒ゴマを少し炒って粉末とし，蜜で練って作った丸薬を服用すれば動脈硬化，中風に効果がある。ハブソウ，昆布を加えるとさらに効果がある。
9．桑の古木に出るサルノコシカケを10ｇ煎じて飲むと中風予防になる。桑の木でこしらえた湯飲み，箸を常時使用するのも予防になるという。シュロの葉5ｇ，紅花3ｇ，蚕の糞3ｇ，桑白皮3ｇ，甘草1ｇを煎じて服用すると中風の予防と治療効果がある。シュロの葉と桑白皮を茶代用とする。

漢方：黄耆別甲湯，赤小豆湯，分心気飲，五皮湯，桔梗湯など。

49．ケイトウ（ヒユ科）食

生薬名・漢名：鶏冠(けいかん)
学名：*Celosia cristata* Linn.
出典：嘉祐補註本草（1092年）
性状：観賞用に植えられる。1年生草本。茎は硬く，しばしば紅色を呈する。花軸は多くは帯化し，上部は著しく広がって鶏のトサカのようになる。花は赤，黄色，白色の小花を密生する。白または赤色花のものを薬用とする。類似のノゲイトウ，アオゲイトウも同様に用いる。
薬用部位と採集時期：全草，花，種子。夏～秋。
調製法：全草，花，種子を乾燥する。
薬効と使用方法：
1．花を煎じて服用すれば痔出血，腸出血，月経過多，こしけなどの婦人病一般，下痢に効果がある。
2．花の煎液を外用すれば切れ痔，痔瘻その他の諸痔に効果がある。
3．全草を1日10～15ｇ煎じて服用すれば小便不利，腎臓病，便秘，

痔，腰痛，心臓病，赤痢，血の道に効果がある。
4．種子を1日10g煎じて服用すれば耳と目を明らかにし，強壮剤としても効果がある。

その他：若葉を煮て食用とする。

栽培：4月から5月に播種。

50．ゲンノショウコ（フウロウソウ科）　茶・浴

生薬名・漢名：ぼう牛児苗（ぎゅうじびょう）

学名：*Geranium thunbergii* Sieb. et Zucc.

出典：神農本草経（217年）

別名：ミコシグサ，タチマチグサ

性状：原野，路傍に自生する。多年生草本。茎は枝分かれをして地面をはうが，先端は立ちあがる。夏に白〜紅紫色の花を開く。この草を服用したら効果がすぐに現われるので現の証拠の意味で付けられた。またタチマチグサも同じ意味である。ミコシグサは実がはじけた形が，御輿（みこし）の屋根のようになるので付けられた。

薬用部位と採集時期：茎葉（ぼう牛児苗）。7〜8月。

調製法：開花直前のころから花の盛りのころ，根元から刈り取り，乾燥する。

薬効と使用方法：

1．ぼう牛児苗を1日15〜30g煎じて服用すれば整腸剤となり，一切の下痢に効果がある。また濃い煎液を外用すれば切り傷に効果がある。1日10gを煎じ（薄く煎じる）て服用すれば利尿剤となり便秘に効果がある。また常用すれば腹痛，胃痛，胃腸虚弱，胃・十二指腸潰瘍，腸カタル，大腸炎，赤痢，魚の中毒，食中毒，心臓病，腎臓病，脚気，子宮内膜炎，こしけに効果がある。

2．濃い煎液を外用または浴湯料とすれば腫物，しもやけ，ただれ，ウルシかぶれに効果がある。

3．茶の代用とすれば整腸剤になる。

4．ゲンノショウコに決明子（けつめいし）（エビスグサの種子）を加えて煎じて服用すれば健胃整腸剤として胃潰瘍，十二指腸潰瘍，腹痛に効果がある。

5．ゲンノショウコにヨモギの葉を同量混ぜ，浴湯料とすればしぶり腹，婦人病に効果がある。

栽培：日当たりの良い場所で栽培は極めて容易である。しかし，土地に直接植え付けると雨の日などに，雨の跳ね返りにより小さい土砂が葉の裏に付き，不良品となる。自然界では草の上に伸びるため，土砂の跳ね返りがない。栽培に当たっては，敷き藁をするか，ビニールを引くなど十分に注意すること。

51．ザクロ（ザクロ科）　茶・食・酒

生薬名・漢名：石榴皮（せきりゅうひ）
学名：*Punica granatum* Linn.
出典：名医別録（502年）
性状：庭木として植えられる。落葉高木。若い枝には四稜があり，短枝の先は刺となる。夏に紅朱色の花をつけ，果実は熟すると割れて種子が現れる。ザクロの名は，石榴の音読みで，安石榴の安石はペルシャ，榴は瘤（こぶ）の意味で実がコブのようになっているから。
薬用部位と採集時期：熟果皮は秋〜冬。樹皮，根皮は6〜8月（石榴皮）。
調製法：いずれも皮を採取して乾燥する。
薬効と使用方法：

1．石榴皮を1日30〜50g，温湯に約半日つけた浸出液を飲むか，煎じて服用すれば条虫駆除薬ともなり，回虫，十二指腸虫にも効果がある。便秘の人は下剤とともに用いるようにする。石榴皮は分量が多いと中毒することがあるので注意が必要である。
2．石榴皮を1日10〜15g，または果実を1日1〜5g煎じて服用。または，甘草（かんぞう）を加えて煎じて服用すれば止瀉（ししゃ），整腸剤として下痢，赤痢などに対する効果があるほか，風邪，咽喉カタル，咽喉炎，扁桃炎，喘息，百日咳，心臓病，吐血，子宮出血，膀胱カタル，神経痛，リウマチに効果がある。
3．煎液で洗浄すればこしけ，湿疹（しっしん），水虫に効果がある。
4．ザクロの花をつぶして貼ればしもやけ，乳房のはれに効果がある。
5．ザクロの花を煎じて服用または茶剤とすれば下痢，こしけ，子宮内

膜炎に効果がある。
　6．ザクロの花を粉末として服用すれば各種の出血に効果がある。
　7．果実，葉の煎液をうがい薬とすれば口臭を消し，扁桃炎，咽喉カタルに効果がある。
　8．果汁を塗布すればひび，しもやけに効果がある。
　9．石榴皮 5 g に桑白皮（そうはくひ）10 g を加えて煎じて服用すれば陰萎（いんい）に効果がある。
　10．果実の皮を煎じて服用すれば，乗り物酔いなどの不快症状に効果がある。
その他：果皮は染料とする。果皮を付けた果実を果実酒とすれば紅色の美しい酒ができる。
漢方：石榴根湯など。
栽培：種をよく洗って冷蔵庫に保管し，4月中旬から下旬に播種。1週間で発芽する。

52．サネカズラ（ゴミシ科）　酒・洗髪料

生薬名・漢名：南五味子（なんごみし）
学名：*Kadsura japonica* (Thunb.) Dunal
出典：神農本草経（217 年）
別名：ビナンカズラ，トロロカズラ
薬食健康法：果実を採集し，果実酒（五味子酒）を作る。
性状：山野に自生する。雌雄異株の常緑蔓性木本。葉は厚く，光沢があり，裏面は紫色を帯びる。夏に葉腋に淡黄白色の芳香のある花をつけ，秋には球形の果実を花托（かたく）のまわりにつけ，赤く熟する。サネカズラの名は，果実が美しく目立つからとか，茎に粘液が多く粘葛（なめかずら）の意味とも言われる。
薬用部位と採集時期：果実（南五味子）。10～11 月。
調製法：花托を除いて果実のみ乾燥する。
薬効と使用方法：
　1．蔓や葉の粘液を水で浸出し，ひび，あかぎれに塗布し，また洗髪料とする。

2．果実を1日5～15g煎じて服用すれば滋養，強壮，強精，鎮咳，去痰，止瀉，健胃剤として陰萎，遺精，喘息，気管支カタル，肺結核などに用いる。補薬とする時は炒って用いるが，のどの痛みには生を煎じて服用する。
3．蔓や葉の煎液で洗眼すればただれ眼に効果がある。
4．南五味子に蔓荊子を加えた煎液で洗眼するとただれ眼に効果がある。
5．生の果実を砂糖漬けとしておき，これを弱火で煮て1日に4g程度飲むと強壮剤となる。
6．五味子酒を服用すれば強壮，強精剤として効果がある。

漢方：杏蘇散，柴胡勝湿湯など。

53．サフラン（アヤメ科）　香料・着色料

生薬名・漢名：蕃紅花（ばんこうか）
学名：*Crocus sativus* Linn.
出典：本草綱目（1578年）
性状：秋の彼岸のころ，球根を植え付けると，10～11月ごろから松葉のような葉とともに芳香のある淡紫色の美しい花を開く。花の終わるころには葉は出そろい，翌年5月ごろに枯れる。長く伸びた雌しべのことをサフランといっていたが，この植物の雌しべがあまりに長いので，この植物の名となった。薬用としての歴史は古く，ギリシア，エジプトの時代から使用されていた。
薬用部位と採集時期：雌しべ。10月下旬～11月中旬の開花した日の早朝。
調製法：雌しべを花柱分岐点の少し下より摘み採り，速やかに乾燥する（蕃紅花）。30gの雌しべを集めるには花が4,500輪必要である。
薬効と使用方法：
1：蕃紅花を1日0.1～1.5g（通常10本ぐらいを用いるが多いほど良い）浸剤として服用すれば芳香性健胃，強壮，鎮静，鎮痙，鎮痛，通経剤として生理不順，生理痛，血の道などの婦人病，ヒステリー，各種の神経痛および頭痛，めまい，風邪，喘息，百日咳，吐血，冷え性，貧血などに効果がある。球根や葉をしばしば煎じて服用してもよい。

その他：薬酒の香料および食品の香味，着色料として賞用される。なお，新しい薬理効果についてはコラム１（19〜22ページ）に詳しく述べているので参照されたい。

栽培：８月頃，浅い木箱にすき間なく球根を並べ，室内に置き，１球から数個の花が咲くので採取する。水も肥料も必要ない。花が終わり，葉が伸びると，１球を10 cm間隔に約10 cmの深さに植える。翌年４月から５月に葉が枯れている球根を掘り取り，風通しの良い場所に置く。花が咲いて受粉した雌しべは，乾燥すれば色が黒みをおびるので，開花直後の花粉の付いていない時に採集する。水栽培も可能である。

54．サラシナショウマ（キンポウゲ科）　食・浴

生薬名・漢名：黒升麻
学名：*Cimicifuga simplex* Wormsk.
出典：神農本草経（217 年）
別名：野菜升麻
性状：山野の樹下に自生する。多年生草本。葉は数回３出複葉で，秋に茎頂に長花軸を出し，白色の小花を穂状の総状花序につける。類似のイヌショウマも同様に用いる（ともに黒升麻とする）ほか，ユキノシタ科のトリアシショウマ，アワモリショウマ，アワユキソウ（ともに赤升麻とする）も同様に用いる。赤升麻より黒升麻を上品とする。サラシナショウマは春に若葉を煮て水で晒して味を付けて食べるから晒菜升麻の名がついた。また同様な意味で野菜升麻とも言う。

薬用部位と採集時期：根茎。10〜11 月。
調製法：根茎を採集し，ひげ根を除き，水洗い後乾燥する。
薬効と使用方法：
1．根茎を，１日に５〜15 g煎じて服用すれば発汗，消炎，解熱剤とするほか神経痛，頭痛，腰痛，腸炎，吐血，喀血に効果がある。
2．煎液をうがい薬とすれば咽喉痛，扁桃炎，口内炎，歯齦炎，その他口内の諸病に効果がある。葉の煎液を用いるか，葉を嚙み締める程度でも効果がある。

3. 煎液を塗布，または湿布すれば火傷(やけど)，あせも，かぶれ，とびひ，痔に効果がある。浴湯料としても効果がある。

その他：若葉を食用とする。

漢方：乙字湯，升麻葛根湯など。

55. サルノコシカケ（サルノコシカケ科）　茶

生薬名・漢名：胡孫眼(こそんがん)

学名：*Homes glaucotus* Cooke.

性状：衰弱あるいは枯死した立木の皮面に側生する。全面堅く，上面は茶褐色を帯び，下面は白色である。樹についている状態があたかも猿が腰を掛けるに適したようであるから，この名がついた。裏面には細円孔があってその内に胞子を内蔵する。

薬用部位と採集時期：全体。1年中。

調製法：採集し，乾燥する。乾燥しているようでも，中はなかなか乾燥せず，黴びることがあるので，十分に乾燥しておくこと。

薬効と使用方法：

1. 煎じて服用すれば解熱剤，心臓病に効果がある。
2. 濃煎液（1日50ｇ以上）を服用すれば消化器系のガンに効果がある。漢方薬の桂枝茯苓丸とともに服用すればさらに効果がある。
3. 茶の代用として常時用いていると，潰瘍(かいよう)の予防となる。

56. サンシュユ（ミズキ科）　酒

生薬名・漢名：山茱萸(さんしゅゆ)

学名：*Cornus officinalis* Sieb. et Zucc.

出典：神農本草経（217年）

別名：アキサンゴ

性状：落葉高木。枝はよく茂り，小枝は対生する。枝や幹の皮は鱗状によくはげ落ちる。春早く，葉に先立って，樹一面に小枝の先に散形花序をつけ黄色の小花をつける。10月ごろ，紅熟する。朝鮮半島から中国に分布し，日本には江戸時代（1770）に朝鮮半島から薬用植物として渡来した。

薬用部位と採集時期：果実。秋。
調製法：果実を採集し，種子を除いて乾燥する。
薬効と使用方法：
1．山茱萸を1日3～5ｇ煎じて服用または酒に混ぜて服用すれば収斂性の補血，滋養，強壮，強精剤として陰萎，遺精，尿意頻数，夜尿症，月経過多，腰痛，耳鳴り，寝汗に効果がある。ただし胃腸の弱い人，下痢，嘔吐のある人は用いるのを控えるほうがよい。
2．果実酒を作り少量ずつ服用すれば冷え性，低血圧，胃下垂，胃酸減少症，不眠，希発月経に効果がある。

漢方：崔氏八味丸，益陰腎気丸など。
薬食健康法：果実酒として強壮強精剤とする。
栽培：種子を植えるか挿し木で苗が作れる。

57．サンショウ（ミカン科）　スパイス・食

生薬名・漢名：蜀椒，山椒（しょくしょう，さんしょう）
学名：*Zanthoxylum piperitum* DC.
出典：神農本草経（217年）
性状：山野に自生しているが，庭にも植えられている。雌雄異株の落葉低木。葉の基部に一対ずつの刺がある。葉は芳香を有し，春に緑黄色の花をつけ，秋に表面のざらついた果実を結び，後に黒色の種子を出す。刺のないアサクラザンショウをよく栽植する。また刺の互生する食用とならないイヌザンショウも代用品として使用する。
薬用部位と採集時期：果皮の殻（山椒，蜀椒）。秋。
調製法：果実がまだ緑色のあいだに採集し，軸を取り去って天日乾燥する。はじけて出る種子はなるべく除く。
薬効と使用方法：
1．山椒，タニシ，オオバコを混合してすりつぶし，酢または酒を加えて患部にぬれば打撲，捻挫に効果がある。
2．山椒を1日3～5ｇ煎じて服用または粉末を服用すれば，芳香性，辛味，健胃整腸剤となり利尿，駆風（腸内のガスを除く），鎮咳，去痰，解毒，駆虫作用があり胃痙攣，胃痛，胃下垂，胃拡張，胃ア

トニー，下痢，腹鳴，膀胱炎，腎虚，関節炎，耳鳴り，頭痛，魚の中毒，月経不順，寝汗，冷え症に効果がある。根，葉を煎じ服用しても効果がある。山椒を煎じ，ろ過し，さらに煮詰めてあめ状にし，米粒大の丸薬とし，1回1～2粒ずつ服用しても効果がある。
3．粉末をのりで丸となし服用するとノイローゼに効果がある。
4．山椒，幹皮，葉，根の粉末を酢で練って貼るか煎液で罨法すれば乳腫，腫物，肩こり，五十肩，腰痛，打ち身，神経痛，リウマチ，ウルシかぶれ，ひび，あかぎれ，切り傷，しもやけ，痔疾に効果がある。
5．うがい薬とすれば歯痛に効果がある。
6．山椒を酢で煎じた中にひょうその患部を浸けておいても効果がある。
7．山椒，桂枝，丁子を混ぜて焼酎漬けとしたものは冷え性，低血圧，月経不順，胆石症，尿路結石などに効果がある。

その他：若芽（木の芽として珍重する），果実を食用，香辛料とする。
漢方：椒梅瀉心湯，椒梅湯，大建中湯，赤石脂丸など。
栽培：根の張りが少ないため移植しにくいので，よくイヌザンショウを台木にし，アサクラザンショウを接木される。

58．シイタケ（マツタケ科）　食

生薬名・漢名：香蕈（こうしん）
学名：*Lentinus edodes* Sing.
出典：日用本草（1328年）
性状：広葉樹の枯れ木や切り株に生える食用キノコで，自然にも生えるが，多くは人工栽培される。
薬用部位と採集時期：全体。春～秋。
調製法：採集し，陰干しとする。
薬効と使用方法：
1．乾燥したシイタケを，一夜水に浸けておくか，熱湯に入れて液が黄色となったものか，生または乾燥品を1日に5～15ｇ煎じて服用すれば，暑気あたり，せき，風邪，胃カタル，心臓病，動脈硬化，高血圧，腎臓病，血尿，魚の中毒，食中毒，便秘，二日酔，冷え症，

不眠症，疲労回復に効果がある。
2．煎液で温罨法すれば，ひび，あかぎれ，しもやけ，その他の皮膚病に効果がある。
3．乾燥したシイタケを黒焼きとして服用すれば，尿の出が悪く，血尿が出る人に効果がある。

その他：酒のさかなとしてシイタケを食べると早く酔うといわれている。
栽培：ナラ，クヌギなどにシイタケ菌を付けたタネ駒を打ち込む。夏の陽射しと乾燥に注意する。

59．シオン（キク科）

生薬名・漢名：紫苑（しおん）

学名：*Aster tataricus* Linn. fil.

出典：神農本草経（217 年）

性状：まれに山野に自生するが，多くは切り花として庭に植えられる。多年生草木。茎は直立し，上方で分枝する。葉は互生し，粗毛があるため手ざわりはざらざらしている。秋に茎頂で分枝し，淡紫色の頭花を多数つける。花後に有毛のそう果をつける。切り花としてよく用いる。

薬用部位と採集時期：根（紫苑）。10～11 月ごろ。

調整法：根を採集し，茎葉を取り去り，水洗して乾燥する。

薬効と使用方法：
1．紫苑を 1 日 3～8 g 煎じて服用すれば鎮咳，鎮静，去痰剤として咽喉カタル，気管支カタル，肺結核に効果があるほか煩渇（はんかつ）（激しい咽の渇き），のぼせ，胸中の寒熱，濃血を吐くときなどに効果がある。
2．紫苑を粉末にして服用すれば産後の出血の止まらないものに効果がある。

漢方：黄耆別甲湯，杏蘇散，紫苑散など。

60．シソ（シソ科）　茶・食・浴

生薬名・漢名：紫蘇葉，紫蘇子

学名：*Perilla frutescens* Britton var. *acuta* Kudo

出典：名医別録（502年）
性状：1年生草本。茎は方形。9～10月ごろ，淡紫色の小花を総状に多数つける。類似のアオジソも同様に用いる。漢名の紫蘇の蘇は気をめぐらし，血を和し，よみがえるの意味で，表裏とも紫色であることから付けられた。
薬用部位と採集時期：葉（紫蘇葉）は8月。種子（紫蘇子）は10～11月。
調製法：葉は採集後，陰干しとする。種子は天日乾燥する。
薬効と使用方法：
 1. 紫蘇子，紫蘇葉を1日に5～10g，煎じて服用すれば芳香性健胃，鎮咳，去痰，鎮痛，利尿，解毒剤として食欲不振，胃痙攣，胃カタル，魚の中毒に効果がある。
 2. 煎液でうがいをすれば口内炎，口臭，咽喉炎に効果がある。
 3. 紫蘇葉の乾燥粉末を切り傷に振り掛ければ効果がある。
 4. 紫蘇の葉の乾燥粉末を御飯に振り掛けて食べると血液の循環をよくし，頭の疲れを取り，イライラをしずめる。
 5. 煎じて服用，あるいは生葉汁を服用すれば発汗，解熱剤となり，また精神不安，気管支炎，神経過敏症，血管強化，鳥・獣肉の中毒に効果がある。
 6. 紫蘇子を煎じて服用すれば子宮出血，こしけ，尿閉（小便が出ない）に効果がある。
 7. 紫蘇葉を茶の代用とすれば健胃，喘息，痔，脚気に効果がある。
 8. 紫蘇葉を酒の中に入れて沸かして飲むと脳貧血に効果がある。また花穂が結実したころ，茎を花穂と葉を5～6枚付けて採集し，焼酎漬けとしたものは神経痛，腰痛（いずれもアオジソ），貧血，健胃整腸（いずれもアカジソ）に効果がある。
 9. 紫蘇葉に大根の種子，黒豆，陳皮，生姜を入れて服用すれば風邪に効果がある。
10. 茎葉を浴湯料として用いればリウマチ，打撲による痛みに効果がある。
漢方：香蘇散，紫蘇散，蘇子降気湯。
栽培：3月下旬から4月に播種する。一度栽培すれば次の年からは種子が

落ちて自然に生える。

61．シャクヤク（キンポウゲ科）
生薬名・漢名：芍薬
学名：*Paeonia lactiflora* Pall.
出典：神農本草経（217年）
性状：観賞用として庭で栽培される。多年性草本。根は肥厚し，茎は直立して，葉は互生する。初夏（5〜6月）に枝先に花を付ける。園芸品種には種々のものがある。植物名のシャクヤクは芍薬の音読みで，癪薬すなわち癪をとめる薬の意味。
薬用部位と採集時期：根（芍薬）。9〜11月。
調製法：根を採取し，乾燥（赤芍薬，赤芍），またはコルク皮を削って乾燥（白芍薬），またはコルク皮を削った後，熱湯に5分間くらい浸して乾燥（真芍）する。
薬効と使用方法：
1．芍薬をそのまま，または酢に浸した後，乾燥し，根が色づくまで炒り，粉末として服用（酒で服用するとさらに効果がある）すると鎮静，順血（血のめぐりをよくする），利尿作用があり，こしけ，腰痛その他婦人病一般に用いる。
2．芍薬を1日6〜18g煎じて服用すれば収斂，緩和，鎮痛，鎮痙，浄血，利尿剤として胃痛，胃痙攣，腸カタル，腹痛，下痢，腰痛，月経痛，神経痛，リウマチ，筋肉のひきつれや痛み，頭痛，めまいに効果がある。
3．芍薬5gに甘草3gを加えて頓服すれば腹痛，下痢，筋肉がひきつれて痛むもの，肋膜炎，糖尿病に効果がある。
4．花弁を陰干し後，粉末としたものに，おろし生姜，砂糖を加えて服用すると風邪に効果がある。

漢方：小建中湯，温経湯，四物湯など。
栽培：栽培は容易で，植え付けてから4〜5年目の秋に掘りあげる。

62. ジャノヒゲ（ユリ科）　酒
　　生薬名・漢名：小葉麦門冬（しょうようばくもんとう）
　　学名：*Ophiopogon japonicus* Ker-Gawl.
　　出典：神農本草経（217 年）
　　別名：リュウノヒゲ，タツノヒゲ
　　性状：山野，路傍に自生する。常緑多年生草本。根茎は太く，短く，ひげ根は細長く，ときおり膨大部がある。葉は線形で多数叢生し，初夏に紫色の花をつけ，後に青藍色ないし緑黒色の美しい果実をつける。類似のヤブラン（大葉麦門冬）も同様に用いる。
　　薬用部位と採集時期：根の膨大部。5～6 月。
　　調製法：根を掘り取って土を払い，根の膨大部を集め，水洗いして乾燥する。これを半日ほど水に漬け，柔らかくなったところで中心部の芯を抜き，天日乾燥するとさらに良い。
　　薬効と使用方法：
　　　1．小葉（大葉）麦門冬を 1 日 10～20 g 煎じて服用すれば緩和，滋養，強壮，鎮咳，去痰，解熱，利尿，催乳剤とし，風邪，喘息，百日咳，気管支カタル，声の枯れた時，口渇（こうかつ），嘔吐，肺結核，心臓病，リウマチに効果がある。
　　　2．煎液で湿布すれば火傷（やけど）に効果がある。
　　　3．実を 1～2 粒つぶし，蜜を加えて煎じて服用すれば暑気あたり，吐血に効果がある。
　　漢方：麦門冬湯，清心蓮子飲など。
　　栽培：日陰でも育つが，日向で，肥料を多く入れると貯蔵根が増える。5 月ごろに株分けをする。

63. ショウガ（ショウガ科）　食・浴・スパイス
　　生薬名・漢名：生姜（しょうきょう），乾姜（かんきょう）
　　学名：*Zingibe officinale* Rosc.
　　出典：名医別録（502 年）
　　別名：ハジカミ
　　性状：多年生草本。根茎は黄白色の多肉質で各節から偽茎を生じる。葉は

皮針形で平行脈を有する。
薬用部位と採集時期：根茎。11月。
調製法：根茎をそのまま，または外皮を剝いで乾燥する（生姜），または外皮を剝ぎ，石灰粉末をまぶして乾燥する（乾姜）。
薬効と使用方法：
1．生姜3～10ｇを煎じ服用すれば芳香性辛味健胃剤，鎮嘔，鎮咳，去痰剤として腹痛，吐き気，悪心，胃腸カタル，食欲不振，しゃっくり，風邪，気管支炎，冷え症に効果がある。
2．生姜汁を塗布または温湿布あるいは生姜汁に酒を加え，うどん粉と練って貼ると，しもやけ，わきが，円形脱毛症，ふけ，関節リウマチ，肩こり，五十肩，腰痛，扁桃炎，気管支炎に効果がある。
3．生姜汁に蜂蜜を加え，熱湯を注いで飲むと風邪，船酔い，車酔い，咳に効果がある。
4．生姜汁を飲むとタケノコ，きのこ，魚類などの中毒に効果がある。
5．生姜を炒って，あるいは黒焼き末とし，茶湯で服用すると咳，痰に効くとともに胃カタル，胃拡張，下痢に効果がある。
6．浴湯料とすれば肩こり，五十肩，リウマチ，神経痛に効果がある。湿疹，あせも，かぶれなどのある人，アレルギー性の人は使用してはいけない。
漢方：生姜瀉心湯，甘草瀉心湯
栽培：4月上旬に種ショウガを植える。

64．ショウブ（サトイモ科）　浴
生薬名・漢名：菖蒲根（しょうぶこん）
学名：*Acorus calamis* Linn. var. *angustatus* Bess.
出典：新修本草（659年）
性状：小川，谷川などに自生する。多年生草本。太い円柱状の根茎が横に伸びて増える。剣状の葉は根茎の先から束になって何枚も出る。初夏に淡黄色の細かい花を肉穂状につける。
薬用部位と採集時期：根茎（菖蒲根），葉。1年中。
調整法：根茎を採取し，乾燥する。

薬効と使用方法：
1. 根茎を1日に3〜5g，煎じて服用すれば芳香性健胃剤となり，身体を温める。新しい根茎では悪心，嘔吐を起こすので，1年以上経た古いものを用いる。
2. 根茎を粉末として腫物に塗布すると効果がある。
3. 根茎を薄く切って火であぶり，粉にして酒で飲むと便秘，腹痛に効果がある。
4. 葉を煎じて服用すれば疝気，腫物に効果がある。
5. 葉，根茎を浴湯料とすれば身体を温める。不眠，神経痛，リウマチにも効果がある。
6. 菖蒲根，石斛，甘草を混ぜて煎じて服用すれば心臓病に効果がある。

65. シラン（ラン科）
生薬名・漢名：白笈（びゃっきゅう）
学名：*Bletilla striata* Reichb. fil.
出典：神農本草経（217年）
性状：各地に自生あるいは栽培される。多年生草本。地下の鱗茎（りんけい）から4〜5枚の葉を根生する。初夏のころ花軸を伸ばして美しい紫紅色ないし白色の花を開く。
薬用部位と採集時期：鱗茎（白笈）。9〜10月ごろ。
調製法：鱗茎を採集し，根，地上部を除き，水洗いし天日乾燥する。または20分くらい蒸すか，茹でて天日乾燥する。
薬効と使用法：
1. 鱗茎を1日10g煎服または粉末を3g服用すれば，収斂，止瀉，止血，排膿，消炎，粘滑剤として腫物，下痢，胃潰瘍，吐血，喀血，鼻血，慢性胃炎，胃カタル，肺結核に効果がある。
2. 粉末を油または水で練って塗布すればひび，あかぎれ，にきび，火傷，凍傷，打ち身に効果がある。生の球茎をすりおろして患部に貼ってもよい。
その他：鱗茎は植物性糊料として用いる。
漢方：二白湯，三白膏，四妙散など。

66．スイカズラ（スイカズラ科）　酒・茶・食・浴

生薬名・漢名：忍冬（にんどう），金銀花（きんぎんか）

学名：*Lonicera japonica* Thunb.

出典：名医別録（502年）

性状：山野，路傍に自生する。蔓性の常緑多年生草本。初夏（5月）に芳香ある白または淡紅色の花をつけるが，後に黄色に変わる。子供が好んで花筒の奥にある蜜を吸うのでスイカズラの名がついた。また花の色が白から黄色に変化するので金銀花と言う。漢名の忍冬は冬も枯れないことによる。

薬用部位と採集時期：花（金銀花），葉（忍冬）。4～9月。

調製法：満開を少し過ぎて，やや黄色となりかけたころに花を採取。または開花初めから花の終わるころまでの間に葉のみ採取，または茎葉を採集して陰干しする。

薬効と使用方法：

1．金銀花を酒に浸し，少し温めた後，約1ヵ月間置くか，または煎液に麹（こうじ）を入れて忍冬酒を作って飲めばひょうそその他の皮膚病に効果があり，不老長寿薬となる。

2．忍冬30 gに遠志（おんじ）5 gを加えるか，忍冬，紫蘇葉，艾葉（ヨモギの葉）各30 gを加えた煎液で罨法（あんぽう）すれば痔，痔出血，脱肛に効果がある。

3．忍冬または金銀花を1日10～15 g煎じて服用または茶代用とすれば収斂（しゅうれん），利尿，緩下（かんげ），解毒，解熱，止瀉（ししゃ），また浄血剤として風邪，淋病，腎臓病，膀胱炎（ぼうこう），関節炎，腸炎，冷え性，湿疹（しっしん），瘍疔（ようちょう），梅毒（ばいどく），脳溢血に効果がある。

4．忍冬または金銀花の煎液をうがい薬とすれば口内炎，歯槽膿漏（しそうのうろう），扁桃炎に効果がある。

5．忍冬または金銀花の煎液を浴湯料とすれば腰痛，打ち身，痔，美容，あせも，ウルシかぶれに効果がある。

6．金銀花と紅花を粉末とし酢で練って貼れば腫物に効果がある。

7．忍冬，ドクダミ，山帰来（さんきらい）を混ぜ，煎じて服用すれば毒下しに効果がある。

その他：若葉，花を食用とする。また葉は茶の代用，花は薬酒とする。
漢方：香川解毒剤，荊防敗毒散など。

67．スギナ（トクサ科）　茶・食

生薬名・漢名：問荊(もんけい)
学名：*Equisetum arvense* Linn.
出典：本草拾遺（739年）
性状：山野，路傍に自生する。多年生草本。春に胞子茎（ツクシ）を生じ，後に小形で緑色の鱗葉を輪生する栄養茎を生ずる。スギナは杉菜の意味で杉の葉に似た菜のこと。
薬用部位と採集時期：全草（問荊）。5月。
調製法：全草を採取し，乾燥する。
薬効と使用方法：
1．問荊を1日10～15 g煎じて服用すれば利尿剤となり，腎炎，膀胱(ぼうこう)炎，浮腫，淋病(りんびょう)，肋膜炎(ろくまく)，肺結核，下痢，下血，去痰に効果がある。
2．生葉の絞り汁または濃い煎液を塗布すればウルシかぶれ，切り傷に効果がある。
3．若葉またはツクシを食用とすれば去痰薬となり，また老人，小児の栄養食となり，回虫駆除の効果もある。

その他：若葉，ツクシを食用とし，葉を茶の代用とする。

68．セキショウ（サトイモ科）　浴

生薬名・漢名：石菖根(せきしょうこん)
学名：*Acorus gramineus* Soland.
出典：神農本草経（217年）
性状：谷川に自生する。常緑多年生草本。葉は短い根茎の端から2列のはかま状に出る。初夏（3～5月）に緑色帯状の1茎を出し，頂上に淡黄色の細長い肉穂花序を付ける。葉，とくに根茎部をもむと香気がある。
薬用部位と採集時期：根茎（石菖根）。9～12月。

調製法：根茎を採取し，葉，ひげ根を除き，水洗いして陰干しにする。夜間凍らさないように注意する。

薬効と使用方法：

1. 石菖根を1日に5〜15ｇ煎じて服用すれば芳香性健胃，鎮静，鎮痛，駆虫剤となるほか，強壮剤として神経衰弱，視力減退，難聴，声枯れ，記憶力の減退，四肢の麻痺などの回復薬として効果がある。
2. 濃煎液を塗布すれば打ち身，捻挫に効果がある。
3. 根茎を生のまま酒に漬けたものを杯1杯ずつ服用すれば神経痛，リウマチに効果がある。
4. 根茎を浴湯料とすれば保温剤として産前，産後の腹痛，足腰の冷えに効果があるほか，筋肉痛，関節痛，打ち身，捻挫，皮膚病に効果がある。皮膚が痒くてたまらない時にも効果がある。
5. 石菖根とサイカチの実を粉末とし鼻中に入れると鼻茸に効果がある。
6. 石菖根，クルミの実，桔梗各3ｇを煎じて服用すれば咳，痰に効果がある。
7. 根茎を乾燥後，煎じて服用すると老眼によい。

漢方：菖蒲散，清心温胆湯など。

69．センブリ（リンドウ科）

生薬名・漢名：当薬（とうやく）

学名：*Swertia japonica* Makino

出典：大和本草（1709年）

性状：日当たりの良い，草原，林間に自生する。特に焼けたあとの山野によく生える。越年生草本。根は黄色，茎は方形で緑色または暗紫色を呈する。秋（9〜11月）に枝先，葉腋に白色の花をつける。センブリは千振りの意味で千回振り出してもまだ苦いことによる。またよく効くので，当（まさ）に効く薬だという意味で当薬といわれた。

薬用部位と採集時期：全草（当薬）。秋。

調製法：開花の全草を採取し，土を払って十分に陰干しとする。

薬効と使用方法：

1. 当薬を1日に0.5〜3.0ｇ煎じて服用（振出しとしてよい），または

粉末を1回に0.1〜0.7 g服用すれば苦味健胃薬として下痢，腹痛，食中毒，胃痛，胃酸過多，胃痙攣，慢性胃カタルに効果がある。また二日酔，胎毒，じん麻疹，心臓病，肺結核，胸痛，高血圧，肝臓病，腎臓病，血の道，月経困難，産後の諸病，風邪，喘息に効果がある。
2．煎液で洗浄ないし罨法すれば，はやり目，結膜炎，しもやけに効果がある。腰湯により月経困難，こしけに効果がある。頭部に塗布すると育毛剤となる。

栽培：水はけのよい，半日陰地に種子を蒔けばよい。またセンブリの新芽を挿してもわりあいよく活着する。

70．ソバ（タデ科）　浴

生薬名・漢名：蕎麦（そば）
学名：*Fagopyrum esculentum* Moench
出典：経史証類備急本草（1038年）
別名：ムギソバ
性状：畑で栽培される。1年生草本，中空で，直立し，しばしば紅色を帯びる。6〜9月に，茎の先や葉腋（ようえき）から短い柄を出し，先に短い穂状の花序をつけ，白またはピンクの小花をたくさんつける。栽培時期によりナツソバとアキソバの2種がある。
薬用部位と採集時期：根茎，地上部，種子。夏〜秋。
調製法：根茎，地上部，種子を採取し，乾燥する。
薬効と使用方法：
1．1日に全草3〜10 gに熱湯を注いで服用すれば，動脈硬化，高血圧，脳卒中後遺症に効果がある。
2．ソバ粉を煮てソバ湯として服用すれば風邪に効果がある。また熱湯で練ってソバガキにして毎朝食べると，腰や足が冷えて，腰が痛むのに効果がある。
3．根茎を煎じてうがい薬とする。
4．ソバ粉を酢で練ってはれば浮腫，刺の刺さったのに効果がある。また，酒でといて湿布すれば打撲症に効果がある。

5．ソバ殻を黒焼きとし，キハダの粉末，桂皮の粉末を等量ずつ混合し，卵の白味でといて付けると腫物に効果がある。
6．ソバ殻を干して黒焼きとし，これに熱湯をさして灰汁を作り，腰湯に使うと淋病，白帯下に効果がある。

71．ダイコン（アブラナ科）　食・浴

生薬名・漢名：大根，らいふく
学名：*Raphanus sativus* L. var. *acanthiformis* Makino
出典：開宝本草（973年）
別名：スズシロ
性状：品種は非常に多く，春の七草の一つで，スズシロと言う。
薬用部位と採集時期：葉，根。
調製法：葉は採取し，乾燥する。
薬効と使用方法：
1．大根のおろし汁を飲むか，水飴を加えて（あるいは大根を輪切りにしたものに水飴をのせ，一夜たって大根の下にしみ出た汁を，または大根をサイコロ状に切り，蜂蜜のなかに漬け，大根が浮いてくると除き，この蜂蜜を）飲むと，風邪，百日咳，喘息，頭痛，声がれ，のどの腫れ，船酔い，二日酔，過食による胸焼けに効果がある（ショウガを加えて用いると更に効果がある）。
2．大根おろしと古い柿渋を各20㎖ずつ空腹時に服用すれば中風に効果がある。
3．大根の種子を炒り，粉末として茶匙2～3杯ずつ服用すれば鎮咳剤となり黄疸，下痢に効果がある。
4．大根のおろし汁を飲むか，水飴を混ぜ，あるいはさらに生姜汁を加えるか，水飴のなかに大根を漬けておいた汁を飲むと強壮剤となり，胃酸過多，胃痙攣，腸カタル，胃弱による吐水，赤痢，腹痛，腹膜炎，虫垂炎，また魚類，豆腐，そば，うどんなどの食中毒，腎臓病，脚気，胆石，中風，歯痛，口内炎，つわり，こしけ，子宮病，関節炎，リウマチ，浮腫に効果がある。
5．大根おろしを塗布または湿布薬とする（塩，ショウガ汁を少し加え

るとさらに効果がある）と古い打ち身が年を経て痛むときとともに，肩こり，歯痛，急性リンパ腺炎，耳下腺炎，扁桃炎，耳だれ，虫垂炎，痛風，たむし，火傷などに効果がある．
6．大根の種子を噛み砕いて飲むか，煎じて服用すれば腹痛，脚気，浮腫（むくみ），去痰に効果がある．
7．大根の干し葉の煎液で洗うか浴湯料（1回10～15株）とすると冷え性，こしけ，陰部のかゆみ，糖尿病で身体の痒（かゆ）いときに効果がある（塩を少し加えるとさらによい）．
8．大根のおろし汁にアズキの粉末を混ぜて患部に貼ると腫物が痒くて痛むときに効果がある．
9．大根の干し葉にイチジクの葉を混ぜて浴湯料とすれば万病に効果がある．

漢方：大安丸，勝紅丸など．

72．タラノキ（ウコギ科）　茶・食・酒

生薬名・漢名：そう木皮（ぼくひ），そう根皮
学名：*Aralia elata* Seemann
出典：経史証類備急本草（1038年）
別名：トリトマラズ，ウドモドキ
薬食健康法：芽が5～10 cm程度に伸びた頃（20 cm位でも，調理すればトゲは気にならない）採取し，そのまま，テンプラ，油炒めとするほか，火で焼いて味噌をつけて食べると美味しい．また茹でて，ゴマ和え，白和え，マヨネーズ和え，おひたし，汁の実とする．果実，樹皮は薬酒の原料となる．
性状：山野に自生する．落葉低木．幹はほとんど分枝せずに直立する．全株に刺があるが刺のないメダラもある．8月ごろ，黄白色の小花を多数つけ，後に小球状の黒色の果を結ぶ．
薬用部位と採集時期：樹皮（そう木皮），根（そう根皮）．5～6月．
調製法：根の皮をむき採り，陰干しとする．樹皮も同様にする．
薬効と使用方法：
　1．刺のついた枝（幹）を1日に20 g煎じて服用または茶の代用とす

れば高血圧に効果がある。
2．樹皮を少し焙じて1日に10〜20ｇ煎じて服用すれば鎮吐，健胃，利尿剤として糖尿病，腎臓病，浮腫，低血圧，高血圧，慢性胃カタル，胃炎，胃潰瘍，胃癌，胃下垂，神経痛，リウマチに効果がある。
3．葉を煎じて服用すれば健胃剤として効果がある。
4．根皮とイチイ葉を各10ｇ煎じて服用すれば糖尿病に効果がある。
5．根皮，紅花，乾姜を混ぜて煎じて患部を湿布すれば，しもやけに効果がある。
6．根皮を常用すれば胃腸を丈夫にし，消化を助け，便秘を整える効果がある。

73．タンポポ（キク科）　茶・食
　生薬名・漢名：蒲公英（ほこうえい）
　学名：*Taraxacum japonicum* Koidz.（カンサイタンポポ），*T. officinale* Weber（セイヨウタンポポ）
　出典：新修本草（659年）
　薬食健康法：花，若葉はテンプラに，根はキンピラやテンプラとする。また葉は茹でて，充分に水に晒し，和え物，浸し物，酢の物にする。生の葉を数枚重ねてベーコンと共に巻き，油で炒めると美味しい。根は小さく刻んで乾燥し，少し炒ってコーヒーの代用とする。
　性状：日当たりの良い原野，路傍，堤防などに自生する。多年生草本。春〜秋に黄色の花をつけ，後に白い冠毛のある種子を飛ばす。葉，根等を切ると白い乳液がでる。古名のツヅミグサから出来たもので，鼓の音タン・ポンポンと呼んでいたのがタンポポになったものと思われる。
　薬用部位と採集時期：根（蒲公英）は11月〜翌年2月。全草は開花前。
　調製法：根，全草を採取し，乾燥する。
　薬効と使用方法：
　　1．根を1日10〜15ｇ（全草は20ｇ）煎じて服用またはエキスとして用いると強壮剤となり，消化不良，乳汁不足などに効果がある。また苦味健胃，整腸，催乳，発汗，解熱，浄血，利胆剤として胃炎，

胃カタル，胃潰瘍，腸カタル，食中毒，便秘，痔，浮腫，脚気，肝臓病，肝炎，黄疸，胆汁分泌の促進，子宮の諸病，乳腫，血の道，寝汗，喘息，心臓病，小便閉塞，貧血症，瘡腫に効果がある。
2．茎，根より出る白汁を疣，とげ，しもやけに付けると効果がある。
3．白汁を酒に入れて飲めば疔，乳腫，食道ガンなどに効果がある。
4．蒲公英10ｇ，ハコベ5ｇ，薏苡仁5ｇを煎じて服用すれば母乳不足に効果がある。
5．蒲公英に忍冬を加え，煎じて服用すれば乳腫に効果がある。

漢方：蒲公英湯など。

74．チャ（ツバキ科） 茶・浴

生薬名・漢名：茶
学名：*Thea sinensis* Linn.
出典：新修本草（659年）
性状：山野に自生するが，多くは畑で栽培される。常緑低木。葉は革質で硬く，表面には光沢がある。秋には芳香のある白色の花をつけ，さく果は次の年の秋に熟する。チャは茶の音読みである。
薬用部位と採集時期：若葉（茶）。春～初夏。
調製法：若葉を採集し，蒸してもみ，乾燥して茶とする。
薬効と使用方法：
1．茶の粉末を服用すると興奮，利尿，鎮痛剤として効果がある。
2．茶に塩を少量加えて塩茶としたものは，カキにあたった時に効果がある。
3．茶を濃く煎じて服用すれば，利尿剤となり心臓病，浮腫，腎炎，腎臓病，二日酔に効果がある。
4．煎液で洗浄するか，うがいをすればただれ眼，結膜炎，水虫，口内炎，扁桃炎に効果がある（茶の出し殻を煎じて用いてもよい）。
5．茶の粉末または茶の出し殻の粉末を塗布すれば水虫，股ずれ，皮膚のただれ，湿疹，火傷に効果がある。また煎液で洗ってもよい。ムカデ刺されに茶の出し殻で湿布する。
6．茶の粉末を飲むと糖尿病に効果がある。

7. 茶にショウガの汁を入れて飲むと下痢に効果がある。
8. 茶，川芎(せんきゅう)，葱白(がいはく)（ネギの根の白い部分）を合わせて茶の代用とすると頭痛に効果がある。
9. 茶殻をフライパンで炒めて，魚や肉などの上に置くと独特のにおいを消し，長持ちをさせることが出来る。この茶殻を下駄箱の中に置くと靴のにおいを消す。
10. 番茶の茶殻を乾燥して集めておき，風呂に入れると皮膚によい。番茶風呂は肌によい。

75．チョウセンニンジン（ウコギ科）　茶・酒・浴

生薬名・漢名：人参(にんじん)

学名：*Panax ginseng* C. A. Meyer

出典：神農本草経（217年）

別名：オタネニンジン（御種人参）

性状：薬用の目的で栽培される。多年生草本。根は太く食用人参に似ているが白い。茎は直立し茎頂に3～4葉を輪生し，長い葉柄を有する。小葉は5個で小葉柄を有する。夏，茎頂に長い梗をだし，多数の淡黄色の花を付け，後に果実は赤熟する。オタネニンジンの名は，将軍から種子を賜って日光に植え，御種人参と呼んだことに始まる。

薬用部位と採集時期：根（人参）。秋（4～6年目）。

調製法：掘り取った根の外皮を剥ぎ，ひげ根を除いて天日乾燥する（白参）。あるいは数十分間蒸してから天日乾燥する（紅参）。

薬効と使用方法：

1. 人参を1～10g煎じて服用，またはニンジンエキス，粉末として服用すれば健胃整腸剤となり，神経衰弱，神経痛，リウマチに効果がある。特に老人，病後の衰弱に効果が強い。また強壮，強精，補血，利尿剤として新陳代謝の衰えによる食欲不振，消化不良，嘔吐，下痢，胃アトニー，胃部圧重感，手足の先の冷え，冷え性，低血圧，貧血症などに効果がある。またヒステリー，子宮病，血の道，自律神経失調症，急性腸カタル，慢性便秘，肺結核，風邪に効果がある。
2. 煎液を塗布し，かつ服用すれば円形脱毛症に効果がある。

3．人参を煎じて浴湯料とすれば神経痛，リウマチに効果がある。
4．人参，天花粉を等量，末として服用すれば咳に効果がある。
その他：根は薬酒に，全草は茶の代用とする。
漢方：補中益気湯，小柴胡湯，人参湯など。
栽培：種子を播種してから約5年で収穫できる。日覆いをして夏の暑気から守ってやれば比較的容易に栽培できる。

76．ツユクサ（ツユクサ科）　食・染

生薬名・漢名：鴨跖草（おうせきそう）
学名：*Commelina communis* Linn.
出典：嘉祐補註本草（1092年）
性状：原野，路傍に自生する。1年生草本。茎の下部は分枝して地面をはい，茎の上部は斜上する。葉は2列で互生し，葉は茎をいだき，夏に葉と対生して，包葉に包まれた青色の花を開く。
薬用部位と採集時期：茎葉（鴨跖草）。夏。
調製法：茎葉を採集し，乾燥する。
薬効と使用方法：
1．鴨跖草を1日10～15g煎じて服用，または生葉汁を服用すれば解熱，利尿剤として喘息（ぜんそく），のどの腫痛，浮腫，リウマチ，脚気（かっけ），心臓病に効果があり，下痢止め，緩下剤となる。
2．花の絞り汁は腫毒（しゅどく），口中のただれ，結膜炎，腫物，痔につけて効果がある。生葉汁を代用してもよい。
3．鴨跖草，甘草を煎じて服用すれば丹毒（たんどく）に効果がある。
4．鴨跖草，車前草（オオバコ）を各10g煎じて服用すれば腎臓病，小便閉塞に効果がある。
5．鴨跖草，赤小豆を各15g煎じて服用すれば心臓病，腎臓水腫（すいしゅ），リウマチに効果がある。
その他：若い茎葉を食用とする。花は染料に用いる。

77．ツルドクダミ（タデ科）　茶・酒

生薬名・漢名：何首烏（かしゅう）

学名：*Polygonum multiflorum* Thunb.

出典：開宝本草（973 年）

性状：山野，石垣に自生する。蔓性の落葉性木本。根茎は土中を横にはい，ところどころで堅質の塊状根となる。葉は有柄で互生し，ドクダミの葉に似ている。秋に葉腋（ようえき）に白色の小花を無数につける。

薬用部位と採集時期：塊状根（何首烏）。9 〜 10 月。

調製法：塊状根を外皮を痛めないように注意しながら水洗いし，ひげ根をむしり取り，何日も天日乾燥する。または蒸して乾燥する。

薬効と使用方法：

1．何首烏を 1 日 10 〜 20 g 煎じて服用または粉末として 1 回 2 〜 5 g を服用するか，何首烏酒（生根を酒に漬けたものが乾燥根を酒に漬けたものより効果が強い）を服用すれば緩下，健胃，整腸，滋養，強壮，強精剤として老人，病後に用いる。また癲疽（ようそ），るいれき，肺結核等の肺の疾患，肝臓病，腎虚（じんきょ），腰痛，冷え症，不妊症，寝汗，中風，慢性腸炎に効果がある。また葉，何首烏を茶の代用としても効果がある。

漢方：何首烏散，何首烏丸，当帰飲子など。

78．ツルニンジン（キキョウ科）　食

生薬名・漢名：羊乳

学名：*Codonopsis lanceolata* Trautv.

出典：新修本草（659 年）

別名：ツルシャゾン

性状：山野に自生する宿根草。葉は掌状の小葉を出し，互生する。夏，広鐘状花を開く。

薬用部位と採集時期：根茎。8 〜 9 月。

調製法：根茎を採取し，水洗後，日に当てて乾かす。

薬効と使用方法：

1．生の白汁を切り傷，腫物（はれもの）に塗布すれば効果がある。

2．根を 1 日に 1 〜 10 g 煎じて服用すれば去痰薬となる。

その他：韓国では桔梗と同様に若い根茎を食用とする。

79. トウガラシ（ナス科）　食・スパイス
　　生薬名・漢名：蕃椒（ばんしょう）
　　学名：*Capsicum annuum* Linn.
　　出典：本草綱目拾遺（1765 年）
　　別名：ナンバンコショウ
　　性状：畑で栽培される。1 年生草本。夏に葉腋に白色や紫色の花をつけ，後に果実は赤く熟する。栽培品種は多く，果実には種々の形態があり，タカノツメ，ヤツブサ，ナガミトウガラシ，ニッコウトウガラシなど種々の品種がある。
　　薬用部位と採集時期：果実（蕃椒）。9 ～11 月。
　　調製法：よく熟したころ，全草を抜き取り，陰干しして，果実を集め天日乾燥する。
　　薬効と使用方法：
　　　1．果実（蕃椒）を 1 日 0.05～0.2 g を浸剤として，または果実を粉末とし 0.03～0.1 g を服用すると辛味性健胃剤として消化促進の効果があり，消化不良，食欲不振，胃炎，浮腫（むくみ）に効果がある。
　　　2．煎液を塗布または湿布すると肩こり，五十肩，腰痛，関節リウマチ，痛風，肋間神経痛，膀胱炎，ふけ，脱毛，咽喉カタル，しもやけに効果がある。
　　　3．果実を靴に入れると凍傷に効果がある。
　　　4．果実を 10 倍量のアルコールに混ぜたもの，または粉末を小麦粉で練ったものは皮膚引赤，刺激薬としてリウマチ，神経痛，しもやけに塗布して効果がある。また発毛剤としても効果がある。
　　その他：葉を食用に，果実は香辛料とする。

80. トウモロコシ（イネ科）　茶・食
　　生薬名・漢名：南蕃毛（なんばんもう），玉蜀黍蕊（ぎょくしょくきずい）
　　学名：*Zea mays* Linn.
　　出典：本草綱目（1578 年）
　　別名：ナンバンキビ，トウキビ
　　性状：畑で栽培される。1 年生草本。夏から秋（7 ～9 月）にかけて茎頂

に雄花，葉腋に雌花をつける。雌花の花柱は多数で，長くひげ状をなし垂れ下がり，後に赤褐色となる。これを俗にトウモロコシの毛と呼ぶ。

薬用部位と採集時期：トウモロコシの毛（南蕃毛），花穂の芯（玉蜀黍蕊）。10〜11月。

調製法：トウモロコシの毛，花穂の芯を数日間，天日乾燥する。

薬効と使用方法：

1. 南蕃毛を1日に5〜10ｇ煎じて服用，あるいは茶の代用として常時用いると，利尿剤となり，脚気，妊娠時の浮腫，腎炎（急性），膀胱炎，尿路結石に効果がある。玉蜀黍蕊を煎じて服用しても効果があるが少し劣る。また同様にすれば産婦人科の諸病，月経異常，低血圧，高血圧，神経痛，胃痛，肩こりに効果がある。濃煎液を服用すれば尿中の糖を除く。

栽培：3月下旬から4月上旬に播種する。

81. ドクダミ（ドクダミ科）　茶・食・酒

生薬名・漢名：十薬，じゅう菜

別名：ドクダンソ，ツガルサントリー

学名：*Houttuynia cordata* Thunb.

出典：名医別録（502年）

薬食健康法：若葉や若い茎の先をテンプラ（高温でカラッと揚げる）とするほか，茹でて，半日程度水に晒し，臭気がなくなった物を油炒め，和え物，酢の物，酢味噌和えなどとする。臭気が気になる人は味噌和えや酢味噌和えにするとよい。根は茹でて水に晒し，キンピラ風に炒める。

性状：原野，山林の湿地に自生する。多年生草本。全体に独特な悪臭がある。初夏に一見，花弁に見える白色のがくを有する淡黄色の小花を穂状につける。

薬用部位と採集時期：全草（十薬，じゅう菜）。6〜9月。

調製法：盛花のころ，少し白根を付け，全草を採集し，陰干しとする。

薬効と使用方法：

1. 生葉を蒸し焼きとして泥状の軟膏としたものは腫物, にきび, ねぶと, ひょうそ, 面疔などの膿の吸い出しとして効果がある。吹き出物に全草の黒焼きを飲んでもよい。
2. 十薬を1日10〜40g煎じて服用または茶の代用とすれば緩下, 利尿, 駆虫剤となり解毒, 抗菌, 抗カビ性があるので, 各種化膿症, 蓄膿症, 腫物, 胎毒, ピリン疹, 月経疹, 腎炎, 膀胱炎, 尿道炎, 夜尿症, 子宮や膣部の炎症, 冷え性, 高血圧, 動脈硬化症, 狭心症, 肋膜炎, 神経痛, 風邪, 頭痛, のぼせ, 胃酸過多症, 胃下垂, 胃アトニー, 便秘, 痔疾, 痔瘻, 皮膚病に効果がある。脳病一切にもよい。原因不明の病気には煎液を服用するとよい。高血圧には忍冬や山帰来を加えると更によい。胎毒のある乳児には, 母親がドクダミを煎じて服用し, 乳を飲ませるとよい。
3. 生葉をもんで貼るか, 生葉汁を塗布または煮詰めて軟膏として塗布すれば化膿症, にきび, 湿疹, 痔, 腫物, ひょうそ, いんきん, たむし, その他の皮膚病, 打ち身, 切り傷, 蓄膿症, 臭鼻症, 耳だれ, 中耳炎に効果がある。生葉を塩で揉んで鼻に詰めると更によい。煎じて服用しながら行う方がよい。
4. 生葉汁または生葉を煎じて服用すれば糖尿病に効果がある。また生葉汁は剃刀負けなどによい。
5. 煎液で洗浄または塗布すればトラホーム, 痔, 疥癬, たむしに効果がある。
6. 生葉のジュースを作り, 約5分の1から6分の1量の蜂蜜を混ぜ, 約3ヵ月間, 冷暗所に保存する。2ヵ月ごろより時々見て, 酒が出来ていれば服用する。上部に生じるカビ, および下部の沈澱物は捨てる。長期間放置すれば発酵が進みすぎて酸っぱくなる。ドクダミ酒を服用すれば強壮剤となり, 生葉, 乾燥葉のすべてに薬効がある。
7. 痔疾に, 生の根を摺って飲むとよい。

漢方：五物解毒湯など。
栽培：根茎を採取し適当な長さ（3cm以上）に切り, 半日間日陰に置いた後植え付ける。栽培法によれば高さ1mにもなる。ただし庭や畑に植えると根絶するのが大変である。

82. トチバニンジン（ウコギ科）

生薬名・漢名：竹節人参（ちくせつにんじん）

学名：*Panax japonicus* C. A. Meyer

出典：本草綱目啓蒙（1805年）

性状：湿気の多い，山林中に自生する。多年生草本。根茎は竹節状で茎は直立し，5個の小葉からなる掌状複葉を輪生し，夏に茎頂に黄緑色の小花をつけ，後に漿果は赤く熟する。トチバニンジンは，葉の形がトチノキに似ているので名付けられた。竹節人参は根の形が竹の節状になっているので付けられた。

薬用部位と採集時期：根茎（竹節人参）。9〜11月。

調製法：根茎を採取し，茎，ひげ根を除き，水洗い後天日乾燥，または湯通しして天日乾燥する。

薬効と使用方法：

1. 根茎（竹節人参）を1日に3〜6gを煎じて服用すれば滋養強壮，解熱，健胃，去痰，鎮咳剤として風邪，百日咳，気管支炎，神経痛，心臓病，消化不良，食欲不振，胃のつかえ，子宮出血，婦人病，疲労回復，神経衰弱に効果がある。

その他：人参の代用とするが，サポニンが多いため，人参より新陳代謝の賦活作用は劣り，去痰，解熱作用は優る。したがって実証（生命力がまだ旺盛な人）の薬方には人参の代用としてさしつかえないが，虚証（きょしょう）（生命力が虚衰している人）の薬方には代用として用いることはできない。

漢方：参連湯など。

栽培：8月下旬に採種し，砂と混ぜて埋めておく。翌年3月に果皮を除いて種子だけとし，播種する。または根茎を数節ずつ切断し，切り口に木灰を付けて植える。後者のほうが成長が速いので早く収穫できる。

83. ナンテン（メギ科）　茶・浴

生薬名・漢名：南天実，南天葉

学名：*Nandina domestica* Thunb.

出典：開宝本草（973年）

性状：山林中に自生するが，多くは庭に植えられる。常緑低木。幹は叢生して直立し，上部に葉が集まって開出する。6月ごろ，白色の小花を多数つけ，後に白または赤く熟する美しい果実を結ぶ。

薬用部位と採集時期：果実（南天実）。10月〜翌年3月。

調製法：果実を採集し，乾燥する。薬用には赤実でも白実でも同様に利用できる。

薬効と使用方法：

1. 生葉汁は食中毒に効果がある。生葉を塩でもんでその汁を飲むと吐剤ともなる。また腹痛，胃痛にも効果がある。
2. 南天実を煎じて服用すれば視力減退を治すのに効果がある。
3. 南天葉末に飯粒および酢を加えて練り，後頭部に貼ると解熱剤となり，腎臓部に貼ると尿毒症に効果がある。その他打ち身などに貼っても効果がある。
4. 南天実に黒豆を加え，煎じて服用すれば喘息，百日咳，強壮，強精に効果がある。
5. 南天実を1日5〜10gを煎じて服用すれば鎮咳，解熱，強壮剤として，風邪，百日咳，喘息，陰萎，そこひ，疲れ目，酒の中毒に効果がある。服用するとき蜂蜜，レモン汁を入れると飲み易くなる。
6. 葉を煎じて服用すれば強壮，止瀉剤としてフグ中毒，食中毒，下痢，腸カタル，卒中，脚気，神経痛に効果がある。
7. 葉の煎液でうがいをすれば扁桃炎，口内炎，歯齦炎，のどの痛み，口臭，ニンニク臭に効果がある。幹，果実を煎じて服用しても効果がある。煎液で洗眼すれば眼病一般に効果がある。
8. 葉の煎液で罨法すれば疝痛，睾丸炎に効果がある。
9. 葉に甘草を少し加え茶代用とすれば痔核，脱肛に効果がある。
10. 生葉汁を塗布すれば，すり傷，火傷，歯痛，腫物，ハチの刺傷などの痛み止めとなる。
11. 葉の粉末を塗布すれば切り傷，口唇の荒れ，舌の荒れ，手足のまめに効果がある。
12. 葉を浴湯料とすれば腫物，睾丸の腫れに効果がある。

13. 根，幹を煎じて服用すれば脚気，中風，咳どめに効果がある。
14. 南天実，黒豆同量を煎じて服用すれば肺炎に効果がある

その他：魚を煮るとき，生の葉を少し入れると魚のもちがよくなる。
栽培：3月下旬に挿し木によって簡単に増やすことができる。

84．ナンバンギセル（ハマウツボ科）

生薬名・漢名：野菰(やこ)
学名：*Aeginetia indica* Linn. var. *gracilis* Nakai.
別名：オモイグサ
性状：ススキの根などに寄生する。1年生草本。茎は赤褐色で，数枚の鱗片状の葉で包まれており，非常に短いため，ほとんど地上には出ない。初夏に長い花柄(かへい)を出し，頂に淡紫色の大型の花をつけ，後に多数の種子を含んだ，卵球形のさく果を結ぶ。この花の姿が首を垂れて物思いにふけっているように見えるのでオモイグサと呼ばれ，また南蛮人の用いる煙管，すなわちパイプに似ていたので南蛮煙管(ナンバンギセル)と呼ばれるようになった。

薬用部位と採集時期：全草（野菰）。初秋。
調製法：全草を採取し，乾燥する。
薬効と使用方法：
1. 全草を1日15〜20g煎じて服用，または粉末として1日に5gを酒にて服用すると強壮，強精剤となり，陰萎に効果があるほか，腰腎を補い，不老長生，虚弱者の養生薬として効果がある。
2. 全草を煎じて服用すればのどが腫(は)れて痛むとき，ウイルス性の膀胱炎，尿道炎などの痛みに効果がある。

85．ニラ（ユリ科）食

生薬名・漢名：韭子(きゅうし)，韭白(きゅうはく)
学名：*Allumt tuberosum* Rottl.
出典：古事記（加美良）（712年）
別名：コニラ，フタモジ
性状：畑で栽培される。多年生草本。葉は線形で叢生し，夏には花茎を出

し，白色の小花を多数つけ，後に黒く熟する種子を含むさく果を結ぶ。全体に特有の臭気がある。

薬用部位と採集時期：茎葉（韮白）は1年中。種子（韮子）は9月。

調製法：茎葉，種子を採取し，乾燥する。

薬効と使用方法：

1. 生葉をもんで，丸めて鼻中に入れるか，汁を飲むと鼻血，吐血に効果がある。外用剤として塗布すれば切り傷，火傷，ウルシかぶれに効果がある。
2. 韮白を1日に10～30g煎じて服用，または食用とするか，生葉汁を服用すれば健胃，強壮，整腸，鎮吐剤として効果があり，胃拡張，胃アトニー，下痢，食道狭窄，寝汗，夜尿症，喘息，冷え症，日射病などに効果がある。また止血剤として痔出血，血尿，吐血，鼻血に効果がある。
3. 韮子を1日に2～10g煎じて服用，または生のまま30粒程度を服用すれば防腐，利尿，止瀉，強壮剤として尿意頻数，夜尿症，遺尿，遺精，こしけに効果がある。また身体が温まる。
4. 生葉汁は外用剤として塗布すれば打ち身，腫物（はれもの），乳腫，止血に効果がある。
5. 生の葉，根をつき砕き，酢を入れてかきまぜ，炒ってから布に包み，痛む所に当てると胸腹痛などの痛みに効果がある。

漢方：固真丹，滋血潤腸湯，韮子散。

栽培：3～4月ごろ。播種してもよいが，真夏の株分けが簡単。

86．ニワトコ（スイカズラ科）　酒・茶・食・湯

生薬名・漢名：接骨木（せっこつぼく）

学名：*Sambucus sieboldiana* Blume. ex Graebn.

出典：新修本草（659年）

別名：タズノキ，庭常（接骨木）

性状：山野に自生する。落葉低木。枝には大きな髄があるため折れやすい。春に淡黄白色の小花を群がってつけ，6～7月ごろ，果実は赤熟する。庭に植える五加木の意味のニワツウコギ（庭ツ五加木）がニワ

ツコになり，ニワトコに変化したもので，タズノキは木の幹が段々のような節でつながっていることから継続の意味のクエツツキといっていたのがタズノキに変転したもの。漢名の接骨木は骨折の時にこの木で治すのと，節々が骨の関節に似ているのでつけられた。

薬用部位と採集時期：花（接骨花）は，4〜5月。枝（接骨木），葉（接骨木葉）は5〜9月。

調製法：花，葉，枝を採集し，乾燥する。

薬効と使用方法：
1．接骨木葉，トベラの葉を混ぜ，煎液で湿布をするとリウマチに効果がある。
2．接骨木，葉，ビワ葉を混ぜ，煎じて服用すれば腎臓病に効果がある。
3．接骨木，決明子，南蕃毛各20ｇを煎じて服用，または茶の代用とすれば腎臓病，浮腫(むくみ)に効果がある。
4．花，葉，枝を1日に5〜20ｇ煎じて服用，または茶の代用とすれば発汗，利尿剤として夜尿症，浮腫，尿利減少，腎臓病，脚気，肝臓病，神経痛，リウマチ，高血圧に効果がある。また風邪，便秘，胃拡張，腹痛，魚の中毒にも効果がある。
5．花，葉，枝の煎液で温湿布，または生葉汁で湿布またはエキスを塗布すれば骨折，打撲傷，捻挫，関節炎，リウマチ，ウルシかぶれ，腫物，とびひ，湿疹，切り傷に効果がある。葉や幹の黒焼きを小麦粉と練って貼ってもよい。
6．生葉汁を塩でもんで湿布しても効果がある。
7．花，葉，枝を浴湯料とすれば打ち身，神経痛，冷え症に効果がある。
8．接骨木（または花），楊梅皮（ヤマモモの樹皮），黄柏の粉末を同量混合し，少し酢を入れた湯で練って湿布すれば打ち身，神経痛に効果がある。
9．ニワトコ，ドクダミ，ゲンノショウコ，ダイコンソウ，キササゲを混ぜ，煎じて服用すれば肝臓病に効果がある。

その他：若葉は食用にする。果実は果実酒にする。また小鳥の病気にも繁用される。

漢方：順血散など。

栽培：繁殖は挿し木または実生によるが，挿し木のほうが容易である。春の萌芽前か，梅雨期に挿し木を行う。

87. ニンニク（ユリ科）　食

生薬名・漢名：大蒜（たいさん），葫蒜（こさん）
学名：*Allium sativun* Linn.
出典：新修本草（659年）
別名：オオヒル
性状：畑で栽培される。多年生草本に肥厚した鱗茎を有する。夏に花茎を出し，白紫色の小花を散形状につける。全草に特異臭がある。オオニンニク（大蒜）とコウライニンニク（葫蒜）の2種があるが，現在はオオニンニクが広く栽培されている。
薬用部位と採集時期：鱗茎（大蒜，葫蒜）。6～8月。
調製法：鱗茎を掘り取り，茎葉を束ねて軒下につるして乾燥する。
薬効と使用方法：

1. 鱗茎の絞り汁をのどに塗布またはうがい薬とすればジフテリア，扁桃炎に効果がある。また服用すれば咳止めとなる。
2. 鱗茎をすりおろし，ハチミツ，古酒を加えて煮詰め，どろどろとし，それを少しずつ食べると強壮，強精剤となり，病後の回復期や老人に用いる。
3. 鱗茎を常食または生のまま少量ずつ服用，あるいは鱗茎をすりおろし，酒に入れて数週間おいたものを1匙ずつ服用すれば鎮静，強壮，強精，健胃，整腸，鎮咳，去痰，緩下，利尿，補血，保温，発汗，解熱，駆虫剤となり，赤痢，チフスなどの腸内殺菌，回虫，十二指腸虫，蟯虫などの寄生虫の駆除。神経痛，リウマチ，カリエス，肋膜炎，肺結核，心臓病，高血圧，低血圧，動脈硬化症，風邪，喘息，扁桃炎，るいれき，神経衰弱，疲労回復，不眠，陰萎，不妊症，不感症，冷え症，便秘，下痢，胃炎，胃痙攣，腸炎に効果がある。また鱗茎の絞り汁を薄めて服用すればさらに効果がある。
4. 絞り汁を患部に塗布あるいは湿布剤とすれば腫物，水虫，たむし，いんきん，円形脱毛症，しらくもなどの皮膚病および鼻血，打ち身，

捻挫，乳腺炎，扁桃炎，痔瘻，神経痛，リウマチに効果がある。
5．鱗茎をすりおろし，胡麻を炒って粉末としたものと共に蜂蜜でかき混ぜ，就寝前に茶匙1杯ずつ服用すれば腰痛，関節痛に効果がある。

その他：生食は胃腸の弱い人には強すぎ，胃腸を害することがあるので注意をしながら用いなければならない。またニンニクは長期連用すると菌交代症やビタミン B_2 群の欠乏症などを引き起こすので1週間を超える長期連用は避けなければならない。肝臓の弱い人はさらに注意が必要である。ニンニクのにおい消しにはニンニクを4～5倍量のショウガ（細切りとする）とともに塩漬けとし，漬け上がったら白砂糖で漬けかえるとニンニクのにおいが弱くなる（この時，ゲッケイジュの葉をともに漬け込むとにおいがなくなる）。また，ニンニクは電子レンジで数分間加熱すれば臭いは弱くなり，あまり気にならなくなる。

88．ネギ（ユリ科）　食・浴

生薬名・漢名：葱，葱白（そう，そうはく）

学名：*Allium fistulosum* Linn.

出典：神農本草経（217年）

別名：ヒトモジ

性状：畑で栽培される。多年生草本。葉は中空の円柱状で先端がとがり，下部はサヤ状になっている。4月ごろ，葉間から花茎を出し，その先に球状花穂を作る。

薬用部位と採集時期：葉，偽茎（白い部分：葱白），根。1年中。

調製法：偽茎を採集し，乾燥する。

薬効と使用方法：

1．葱，葱白を煎じて服用すれば打ち身，打撲症で腫れて痛むのに効果がある。このとき煎じかすで患部を湿布すればさらに効果がある。
2．葱白を10～15g煎じて服用または生の葱白を酒で煎じて服用すれば発汗，解熱，去痰，利尿，健胃，整腸剤となり風邪，不眠症，神経衰弱，浮腫（むくみ），便秘，下痢，下血，魚類の中毒などの食中毒，寄生虫の駆除，婦人病に効果がある。

3. 葱の生汁を塗布または服用すれば蓄膿症その他の鼻の病気に効果がある。
4. 葱白の煎液で湿布すれば痔，痔出血，脱肛，睾丸炎，神経痛，こしけ，浮腫，しもやけに効果がある。
5. 生の葱白をすって貼るか，葱の葉を2つ割りとし，中のネバネバした部分をあてて湿布すれば扁桃炎，軽い気管支炎，鼻づまり，切り傷，火傷に効果がある。
6. 葱の白い部分を約2 cmくらいに切って，ほうろくで炒り，熱いうちにヘソに当てておき，冷たくなると取り替えれば尿閉に効果がある。
7. 葉，葱白を煮て布に包み湿布すれば胸膜炎，腰，手足の痛み，食物が停滞して腹が痛むのに効果がある。
8. 葱を生のまま2～3本噛むと頭の疲労（特に徹夜などの）に効果がある。
9. 葱に塩を加えて浴湯料とすればリウマチに効果がある。
10. 生の葱に生味噌をつけて食べると不眠，神経衰弱，健胃，寄生虫の駆除に効果がある。
11. 葱白，生姜（ショウガ）各5 gを煎じて服用すれば頭痛，風邪に効果がある。さらに艾葉（ヨモギの葉）を加え酒で煎じ，湿布すれば肩，背，ひじなどの痛みに効果がある。
12. 葱白，茄子のへたを煎じて洗えばしもやけに効果がある。

漢方：括呂薤白白酒湯など。

89．ネズミモチ（モクセイ科）

生薬名・漢名：女貞（じょてい）

学名：*Ligustrum japonicum* Thunb.

出典：神農本草経（217 年）

別名：タマツバキ

性状：山野に自生するが，生け垣などとして用いられる。常緑低木。灰色の幹は直立し，枝はよく分枝する。葉は有柄で対生し，革質で厚く，光沢がある。全株無毛で7～8月ごろ，新しい枝先に白色の小花を円錐花序につけ，秋に紫黒色に稔熟する長楕円形の果実を結ぶ。ネ

ズミモチの名は果実がネズミの糞に似ており,木がモチノキに似ていることによる。

薬用部位と採集時期:果実(女貞子)。9～10月。

調製法:完熟果実を採集し,乾燥する。

薬効と使用方法:
1. 女貞子を1日に5～15g煎じて服用,または炒って茶の代用とすれば強壮,強精剤として効果がある。また目を明らかにし,髪を黒くし,動脈硬化の予防となる。強心,利尿,緩下作用もある。
2. 葉を水で煮て柔らかくなったら貼るか,火であぶって軟らかくもんで貼るか,煎液で温湿布すれば腫物,諸瘡に効果がある。
3. 葉を煎じて服用すれば胃潰瘍,十二指腸潰瘍に効果がある。このときキランソウをともに煎じて服用すればさらによい。月経不順,目まい,かすみ目,胃のもたれにも効果がある。
4. 葉の乾燥粉末を食事の時にふりかけとして用いれば白髪が治る。

その他:葉を茹でて食用とする。種子は炒って熱湯を注ぎ,飲料とする。

90.ネナシカズラ(ヒルガオ科) 浴

生薬名・漢名:菟糸子(としし)

学名:*Cuscuta japonica* Choisy

出典:神農本草経(217年)

性状:原野に自生する,蔓性の1年生草本。初め地中より発芽するが,すぐに寄生植物に蔓状にまつわり,吸盤で養分を吸収して伸長する。茎は肉質でもろく,黄褐色を呈する。夏に白色の花を多数つけ,後に赤褐色,卵円形の実を結ぶ。類似のマメダオシ,ハマネナシカズラなども同様に用いる。

薬用部位と採集時期:種子(菟糸子)。9～10月。

調製法:果実が熟するころに全草を採集し,紙の上で乾燥後,たたいて種子のみを集める。

薬効と使用方法:
1. 茎の絞り汁を塗布すれば,にきび,そばかす,あせもに効果がある。
2. 種子を1日5～10g煎じて服用(蔓を加えてもよい)すれば滋養,

強壮、強精、収斂(しゅうれん)剤として性的神経衰弱、夢精、遺精、陰萎(いんい)その他の生殖器の諸病、夜尿症、血尿、糖尿病、腰痛、腰脚の冷えに効果がある。

3．種子（蔓を加えてもよい）の煎液を塗布すればあせも、にきび、そばかす、たむし、面疔(めんちょう)に効果がある。浴湯料としてもよい。
4．茎の黒焼きを卵の黄味で練って塗れば痔、肛門の痛みに効果がある。
5．種子、茎を浴湯料とすれば、あせも、その他の皮膚病に効果がある。
6．菟糸子とススキの根を煎じて服用すれば浮腫に効果がある。ヤマゴボウを加えて煎じて服用すればさらに効果がある。
7．菟糸子と甘草をまぜ、煎じて服用すれば尿道炎に効果がある。

漢方：神応養神丹、菟糸子丸、菟糸子散など。

91．ノイバラ（バラ科）

生薬名・漢名：営実(えいじつ)

学名：*Rosa multiflora* Thunb.

出典：神農本草経（217 年）

性状：原野、路傍に自生する。落葉低木。枝はよく分枝して叢生し、鋭い刺を有し、初夏に芳香ある白色の花をつけ、秋に赤く熟する。葉の上面に光沢のあるテリハノイバラも同様に用いる。ノイバラは野生のバラの意味。

薬用部位と採集時期：果実、種子（営実）は 11～12 月。花は 5～6 月。

調製法：花および赤く熟した果実を採取し、十分に乾燥する。また果実を砕いて風選し、種子のみとして乾燥する。

薬効と使用方法：

1．果実、種子を 1 日 3～10 g 煎じて服用または粉末を 2 g 服用すれば瀉下(しゃげ)、利尿剤として便秘、浮腫に効果がある。また解熱、鎮咳(ちんがい)剤となり、脚気(かっけ)、腎臓病、小便不利、尿利過多、夜尿症、魚類の中毒、食中毒、ひょうそ、児の疳、頭痛、月経困難、月経不順に効果がある。ただし多量に用いると猛烈な下痢を起こすので注意が必要である。
2．花を煎じて服用すれば血の道に効果がある。

3．根を1日4〜10g煎じて服用すれば尿利減少，浮腫に効果。
漢方：禹功湯，薔薇丸など。

92．ノビル（ユリ科）　食
　　生薬名・漢名：山蒜(さんさん)
　　学名：*Allium grayi* Regel
　　出典：名医別録（502年）
　　性状：原野，路傍に自生する。多年生草本。葉は細長い筒状で根生し，地下に白色の鱗茎(りんけい)を生じる。全体にニラの臭気がある。初夏のころに淡紫色の花を開く。
　　薬用部位と採集時期：鱗茎（山蒜）。秋〜冬。
　　調製法：鱗茎を採集し，乾燥後，黒焼きとする。
　　薬効と使用方法：
　　　1．鱗茎の黒焼き末をそのまま，あるいは砂糖湯で服用すれば鎮咳剤となり扁桃炎，咽喉痛に効果がある。外用剤として塗布すれば虫刺され，腫物に効果がある。
　　　2．鱗茎をすりおろし，小麦粉で練って貼れば打ち身，毒虫の刺傷に効果がある。
　　　3．鱗茎を生で食べるか黒焼き末として服用すれば健胃，整腸，去痰剤として食欲不振，胃ガン，百日咳，気管支炎，肺壊疽(はいえそ)，肺膿瘍(はいのうよう)，子宮出血，月経不順に効果がある。
　　　4．鱗茎をつぶして塗布または黒焼き末をヒマシ油などで練って貼れば鎮痛，消腫剤として毒虫の刺し傷，切り傷，火傷，癰疔(ようちょう)，肩こり，五十肩，扁桃炎などに効果がある。
　　その他：若葉，鱗茎を食用とする。

93．ハコベ（ナデシコ科）　食
　　生薬名・漢名：繁縷(はんろう)
　　学名：*Stellaria media* Cry.
　　出典：名医別録（502年）
　　性状：原野，路傍に自生する。越年生草本。茎は叢生し，伸長と共に地面

をはい，葉は対生で柔らかである。春〜夏に小さい白色の花をつける。類似のウシハコベ，ミヤマハコベなども同様に使用する。

薬用部位と採集時期：茎葉（繁縷）。春〜夏。

調製法：茎葉を採集し，天日乾燥する。腐敗しやすいので，天候をよく見て採集し，十分に乾燥する。

薬効と使用方法：
1. 繁縷を1日5〜20g，煎じて服用すれば利尿，催乳の効果がある。また産前産後の浄血，産後の肥立ちをよくする。
2. 茎葉を食べるか，絞り汁を茶碗1杯ぐらいを限度に飲むか，乾燥した茎葉を1日10〜20g煎じて服用すれば健胃，整腸剤となり，一切の胃腸病，便秘，腹痛，脚気，虫垂炎に効果がある。
3. 生葉汁を塗布または温罨法すればカミソリまけ，あせも，瘡傷（そうしょう），中耳炎，打撲傷に効果がある。
4. 茎葉を塩でもみ，または酢を混じ，あるいはゴマ油で練って塗布するか，生葉汁に3倍量のゴマ油を加え，新芽を入れ10日程度，日光に当てておくと，ドロドロになるので，これを塗布すれば悪阻（おそ），腫れ物に効果がある。
5. 茎葉を乾燥粉末とし3分の1量の食塩（荒塩を焼いたもの）を加えて歯を磨くと虫歯，歯槽膿漏（しそうのうろう）に効果がある。
6. 繁縷15g，蒲公英（ほこうえい）（タンポポ）5gを煎じて服用すれば乳汁分泌不足に効果がある。
7. 繁縷にスイカの種子または南蕃毛（トウモロコシの毛）を加え，煎じて服用すれば尿の出がよくなり，浮腫に効果がある。
8. 貝殻，卵の殻を焼いて末となし，ハコベの生汁で練って貼れば吸い出しとなる。
9. ハコベの生汁に紫蘇（しそ）を入れて飲むと息切れに効果がある。

その他：若い茎葉を食用とする。

94. ハッカ（シソ科）浴

生薬名・漢名：薄荷

学名：*Mentha arvensis* Linn. var. *piperascens* Malinv.

第4章 薬草各論

出典：新修本草（659年）

別名：メグサ

性状：湿った原野，路傍に自生または栽培される。多年生草本。全株に短毛を密生する。夏から秋に淡紫色の小唇形花を輪散状に多数開く。葉には芳香がある。

薬用部位と採集時期：葉。夏～秋。

調製法：茎葉を採集し，陰干しにする。

薬効と使用方法：
1. 葉を10g煎じて服用すれば解熱，清涼，芳香性健胃剤として効果がある。また胃痛，胃痙攣，吐き気，腹がはって苦しい時に効果がある。
2. 生葉汁を塗布すればハチ刺されに効果がある。
3. 茎葉を浴湯料とする。
4. 生葉を噛むか乾燥葉を煎じて口に含んでうがい料とすれば口臭，口中の消毒に効果がある。

栽培：多少湿気を好むが，栽培は容易である。秋に株分けをする。

95. ハトムギ（イネ科）　茶・食・酒

生薬名・漢名：薏苡仁（よくいにん）

学名：*Coix ma-yuen* Roman.

出典：神農本草経（217年）

薬食健康法：薏苡仁は長時間炊けば柔らかくなるので，鳥肉，野菜など種々の物を入れてお粥とする。また少し炒ってハトムギ茶とする。

性状：畑で栽培される。1年生草本。葉は皮針形で細長く，先がとがり，互生する。夏から秋にかけて花穂をつけ，後に暗褐色，楕円形の果実を結ぶ。果実はあまり硬くなく，つめをたてると傷がつく。類似のジュズダマは溝，湿地の荒れ地に生え，多年草。果実は灰白色球形のホウロウ質で堅く，噛んでもわれにくい。ハトムギの代用として用いられる。

薬用部位と採集時期：種子（薏苡仁）。9～11月。

調製法：根元より刈り取り，2～3日間乾燥し，果実を分離する。果実は

脱穀して種子のみとする（薏苡仁）。ジュズダマは脱穀しにくいので金づちなどでたたきつぶして用いる（川穀）。根も採集し，乾燥する。

薬効と使用方法：
1. 薏苡仁を1日10～20ｇ煎じて服用または粉末を1回2～4ｇ服用すれば，疣（特に伝染性の軟属疣，青年性扁平疣，尋常性疣）に効果がある。粉末を茄子の絞り汁で泥状にし，塗布すればさらに効果がある。また同様にするか粥に炊いて食べると鎮痛，鎮痙，鎮咳，去痰，健胃，緩下，利尿，消炎，排膿，滋養強壮剤として身体疼痛，肩こり，神経痛，リウマチ，関節炎，脚気，肋膜炎，肺結核，糖尿病，腎臓病，膀胱結石，浮腫，胃腸病，こしけ，皮膚がカサカサする，しみ，美容に効果がある。またガン患者の主食（制ガン作用の補助食品）として食べてもよい。
2. 粉末をのどに吹き付けると咽喉痛，扁桃炎に効果がある。
3. 根を煎じて服用すれば通経，利尿，鎮咳，利胆剤となり，月経不順，黄疸に効果があり，脾臓を強くする。
4. 根の煎液でうがいをすれば口内炎，歯痛に効果がある。
5. 生根汁をコップ1杯服用すると肺壊疽，喀血に効果がある（シランの根の煎液を加えるとさらに効果がある）。
6. 薏苡仁，木賊(とくさ)を煎じて服用すれば疣に効果がある。甘草を加えてもよい。

漢方：麻杏薏甘湯，薏苡仁湯など。
栽培：温暖地に適する。窒素分を多く要求する。4月に播種する。

96．ハブソウ（マメ科）　茶

生薬名・漢名：望江南(ぼうこうなん)
学名：*Cassia occidentalis* Linn.
出典：神農本草経（217年）
性状：1年生草本。無毛で質は堅い。夏から秋（7～10月）に，黄色の蝶形花をつける。ハブソウの名はハブに効く草の意味で，さらにマムシグサとも言い，マムシに噛まれたときに，この草の汁をつける

と効果があることからつけられた。

薬用部位と採集時期：全草，種子。10月。

調製法：全草，種子を採集し，天日乾燥する。

薬効と使用方法：

1. 全草，種子を10〜20g煎じて服用すれば胃潰瘍，十二指腸潰瘍などの手術後に効果がある。
2. 全草，種子をゲンノショウコと混ぜて煎じて服用すれば産後の肥立ちに効果がある。
3. 新鮮葉をもんでつけると毒虫のさされに効果がある。

その他：種子を煎用したものをハブ茶という。

97．ヒキオコシ（シソ科）

生薬名・漢名：延命草（えんめいそう）

学名：*Plectranthus japonicus* Koidz.

出典：和漢三才図会（1713年）

性状：山野に自生する。多年生草本。茎は方形で短毛を密生する。秋に淡紫色の小花を開く。葉を嚙むと，きわめて苦い。類似のクロバナヒキオコシも同様に用いる。ヒキオコシは腹痛で倒れていたのを，たまたま通りかかった弘法大師が，この草を食わせたところ，たちどころに治った。そこで倒れた人を引き起こす効果があるとの意味で付けられた。また漢名の延命草は，これを服用すれば長生きできるという意味。

薬用部位と採集時期：全草（延命草）。7〜8月。

調製法：開花前の全草を刈り取り，手早く天日乾燥する。湿ると苦味を失うので，完全に乾燥させる必要がある。

薬効と使用方法：

1. 茎葉を1日に5〜10g煎じて服用または粉末を1回に0.5gを服用すれば苦味健胃剤として，食欲不振，消化不良，胃炎，胃痙攣，腸炎，暑気当たりに効果がある。
2. 葉を塩でもんで貼ると皮膚病に効果がある。
3. 延命草1gにギシギシの根5〜10gを混ぜ，煎じて服用すれば胃

痙攣に効果がある。
　栽培：日当たりのよい，有機質の多い排水の良好な土地なら容易に栽培できる。10月に播種するが，梅雨期に挿し木してもよい。また秋に株分けをしてもよい。

98．ヒヨドリジョウゴ（ナス科）
　生薬名・漢名：白英（はくえい，びゃくえい），蜀羊泉（しょくようせん），白毛藤
　学名：*Solanum lyratum* Thunb.
　出典：神農本草経（217年）
　性状：山野，路傍に自生する。蔓性の多年生草本。茎は長く伸び，葉柄で他のものにからみつく。全体に軟毛を密生する。夏から秋に花枝を出し，多く分枝し，白色の花を開く。花後，球形の果実を結び，成熟すると紅色となる。
　薬用部位と採集時期：茎葉，根（白英，蜀羊泉，白毛藤）。夏〜秋。
　調製法：茎葉，根を採取し乾燥する。
　薬効と使用方法：
　　1．白英を煎じて服用すれば補中（腹を強くする），益気（気力を増す），延年（長寿）の効果があり，女十陰中内傷，子宮ガン，乳ガン，子宮筋腫，黄疸，浮腫，痛風，脚気，るいれき，喘息，肺結核，神経痛に効果がある。
　　2．煎液を外用剤として塗布すれば，しらくも，悪瘡（おそう），皮癬（ひぜん），ウルシかぶれ，その他の皮膚病一般に効果がある。
　　3．果汁は口瘡，しもやけに塗布すると効果がある。
　　4．茎葉の黒焼き末を油で練って塗布すれば皮膚病に効果がある。
　　5．白英10g，サルノコシカケ30g，薏苡仁30gの煎液で桂枝茯苓丸を服用すれば各種のガンに効果がある。
　漢方：竜蛇羊泉湯など。

99．ビワ（バラ科）　酒・食・浴
　生薬名・漢名：枇杷葉
　学名：*Eriobotrya japonica* Lindl.

出典：名医別録（502年）

性状：山野に自生するが，果樹として庭または畑で栽培される。常緑小高木。葉は厚く，硬く，表面には光沢があるが，裏面には褐色の軟毛を密生する。冬（11～12月）に白色の花をつけ，果実は初夏（6月）に黄色に熟する。漢名の枇杷は葉が楽器の琵琶に似ているから付けられた。

薬用部位と採集時期：十分に成長した新葉は5～6月または11～12月。種子は6月。

調製法：新葉を採取し，乾燥する。採取後7～8ヵ月たったものを使用する。種子は採取し，乾燥する。

薬効と使用方法：

1. 葉（枇杷葉）を1日に5～10ｇ煎じて服用すれば清涼剤として暑気あたりに効果がある。また咳止めとなり，胃腸虚弱に効果がある。
2. 生葉の裏面の細毛を除き，温めて熱いうちに貼ると肩こり，身体の調子の悪い時に効果がある。生葉は冷えると熱いものと替える。
3. 枇杷葉を1日5～10ｇ煎じて服用すれば鎮咳，鎮痛，利尿，健胃，止瀉，鎮嘔剤として食中毒，下痢，浮腫，腎臓病，萎縮腎，ネフローゼ，夜尿症，尿閉，腸炎，胃アトニー，風邪，肋膜炎，肺結核に効果がある。
4. 煎液で湿布あるいは浴湯料とすれば湿疹，ただれ，あせも，美容，神経痛に効果がある。
5. 種子を煎じて服用すれば鎮咳，健胃剤となる。
6. 種子をつぶしてつければ虫刺されに効果がある。
7. 葉をアルコールに浸した液は捻挫に効果がある。
8. 枇杷葉，ニワトコの葉を煎じて服用すれば腎炎に効果がある。
9. 枇杷葉8ｇ，麻黄3ｇ，甘草1ｇを煎じて服用すれば尿閉に効果がある。
10. 枇杷葉酒を服用すれば疲労回復，食欲増進に効果がある。外用剤として塗布すれば打ち身，捻挫の痛みに効果がある。
11. 葉を焼酎漬けとして枇杷葉酒とする。葉を使用するときには葉の裏に生えている毛を，ふきんなどでふき取って用いる。

漢方：辛夷清肺湯，甘露飲，枇杷葉散など。
栽培：種子を播種すれば10日前後で発芽し，1年で1m以上になるが果実がなり始めるには9年以上かかる。しかし，花芽のついた枝を挿し木すれば次の年から収穫できる。枝ごと環状剝皮し，7月に取り木をし10〜11月植え付ける（鉢植え）。日覆いをして水をたくさん与える。

100．ヘチマ（ウリ科）　化粧水

生薬名・漢名：糸瓜霜(しかそう)
学名：*Luffa cylindrica* Roem.
出典：本草綱目（1578年）
性状：庭に植えられる。蔓性の1年生草本。夏に黄色の花を開き，後に長楕円形の漿果を下げる。
薬用部位と採集時期：熟果は秋。ヘチマ水は夏。
調製法：熟果を採集し，乾燥（糸瓜）後，これを黒焼きとする（糸瓜霜）。または夏の成長の盛んなころ，地上から約30cmくらいのところで茎を切り，切り口を瓶に入れておくと，一晩で約50mℓのヘチマ水が取れる。
薬効と使用方法：
1．果実を煎じて服用すれば利尿，苦味健胃薬として効果がある。
2．果実の黒焼き末（糸瓜霜）を塗布すれば痘瘡(とうそう)に効果がある。
3．糸瓜霜を1回4〜10g服用すれば咳をしずめ，利尿剤となり，また痔，脱肛，諸瘡，のどのはれ，乳汁不足，疝気に効果がある（酒で服用すればさらによい）。
4．糸瓜霜を水またはゴマ油で練って患部に塗布すれば湿疹，痔に効果がある。
5．糸瓜を粉末とし，1日10gを服用すれば五十肩に効果がある。
6．生の果実の絞り汁に砂糖を少し加えて煮たものは風邪，喘息に効果がある。
7．種子を煎じて服用すれば月経過多に効果がある。
8．葉の黒焼き末を酢で練って貼ればリウマチに効果がある。

9. ヘチマ水を2分の1から3分の1程度に煮詰め，氷砂糖を少し加えたものを1回20～40 mlずつ服用すれば咳をしずめ，痰を除き，利尿剤とし，風邪，喘息，肺炎，頭痛，のぼせ，のどの腫痛，腹痛，脚気，浮腫，心臓病，神経痛，酒の中毒，火傷に効果がある。ヘチマ水をそのまま，または煮たてて服用しても効果がある。
10. ヘチマ水を塗布または化粧水として用いれば，あかぎれ，ひび，あせも，にきび，肌荒れに効果がある。また，はれやかゆみを治し，足の冷えに効果がある。
11. ヘチマの花に艾葉（ヨモギ）を加えて煎じて服用すれば喘息に効果がある。

その他：ヘチマ水を化粧水として保存するには0.5～5.2%のホウ酸またはサリチル酸を加えるか，4%程度のアルコールを加えるか，ヘチマ水の2分の1から3分の1のグリセリンおよびアルコールを加えるとよい。また果肉を腐らせ，タワシとして利用する。ごく若い実は漬け物とすると美味である。

栽培：土質を選ばないし，成長も早い。

101．ベニバナ（キク科）　食

生薬名・漢名：紅花（べにばな）

学名：*Carthamus tinctorius* Linn.

出典：開宝本草（973年）

別名：スエツムハナ

性状：各地に栽培される1年生草本。根茎は浅く伸びる。葉は互生。深緑色で堅く，広皮針形，先端は尖り，縁は切れ込み，刺状となる。夏，分枝した枝先にアザミ様の頭状花を開く。黄色の頭状花は管状花で紅変する。ベニバナは紅を取る花の意味で，別名のスエツムハナは末摘花のことで，花が末の枝から開くため，末枝の花から摘むということで名がついた。

薬用部位と採集時期：花，種子。夏～秋。

調製法：花をそのままか，水に浸して黄色の色素を除き，圧搾して板状に乾燥する。

薬効と使用方法：
1．花1回1gに熱湯を注ぎ，服用すれば，産前産後の浄血，通経，その他の婦人病，利尿薬として効果がある。
2．花を5～10g煎じて服用すれば心筋梗塞，ネフローゼに効果がある。また通経，血行障害，冷え症，更年期障害，便秘，頭痛，神経痛，リウマチなどにも効果がある。
3．種子から脂肪油を採り，1回0.5～1gを服用すれば動脈硬化，高血圧に効果がある。また種子をつぶすか，炒って食べてもよい。
4．花に竹の葉を同量に混ぜて服用すれば血の道に効果がある。

その他：春の芽生えを間引いて，食べるとよい。
漢方：大芎黄湯など。
栽培：9月に播種する。開花は5月下旬から6月で，この時期になるべく雨にあわないように注意する。

102．ホオズキ（ナス科）　食

生薬名・漢名：酸漿根（さんしょうこん），鬼杖根（きじょうこん），燈呂根（とうろこん）
学名：*Physalis alkekengi* Linn.
出典：神農本草経（217年）
性状：観賞用として庭に植えられる。多年生草本。夏，葉腋に白色の花を付ける。果実は膨大した萼片（がくへん）で包まれた漿果（しょうか）で，紅熟する。
薬用部位と採集時期：根（酸漿根，鬼杖根，燈呂根），果実，全草。9月～翌年3月。
調製法：根，果実，全草を採取し，水洗い後，乾燥する。
薬効と使用方法：
1．酸漿根を1日10～15g煎じて服用すれば通経剤として月経不順，月経閉止に効果があり，子宮ガン，こしけ，乳汁不足，難産，産後の子宮出血など，産婦人科の諸病に効果がある。ただし妊婦は流産の危険があるので使用できない。また同様にすれば鎮咳，解熱，利尿剤のほか，風邪などにも効果がある。
2．果実，全草を煎じて服用すれば利尿，瀉下，解熱剤として痛風，めまいに効果があるほか，腹痛，口内炎，肩こり，にきびに効果があ

3．果実，全草の煎液で洗浄すれば痔に効果がある。
4．果実を赤くなる前に採集し，黒焼き末としたものをそのまま，あるいは蜂蜜で練って飲むと百日咳，子宮の諸病に効果がある。
5．果実を生食すれば寄生虫駆除薬となり，小児の疳，肩こり，腹痛などにも効果がある。
6．果実の生汁を塗布すれば疣，肩こり，外耳炎に効果がある。
7．宮崎では全草を糖尿病に使う。

103．ホオノキ（モクレン科）

生薬名・漢名：和厚朴（わこうぼく）
学名：*Magnolia obovata* Thunb.
出典：経史証類備急本草（1038年）
性状：山野に自生する。落葉高木。幹は灰色で直立し，大木となる。葉は有柄互生で，若いうちは赤味がさして美しい。5月ごろ，枝の先に白色の花をつけ，芳香を放ち秋に長楕円形の実が熟する。
薬用部位と採集時期：樹皮（和厚朴）は春および秋。果実（和厚朴実）は秋。葉は夏。
調製法：樹皮を剝いでから，1日ショウガ汁に漬けた後，取り出し，天日乾燥する。果実は十分に成熟したものを採取し，乾燥する。葉は乾燥して粉末とする。
薬効と使用方法：
1．和厚朴実を煎じて服用すれば風邪，解熱に効果がある。
2．和厚朴，和厚朴実を1日10〜20ｇ煎じて服用すれば健胃，駆虫剤となり，下痢，腹痛，腰痛，糖尿病に効果がある。
3．和厚朴を煎じて服用すれば気管支や食道の異物感，胸腹部の膨満感に効果があるほか，収斂性下剤，利尿，去痰剤として風邪，喘息に効果があり，中風，嘔吐，便秘に効果がある。
4．葉の乾燥粉末を酢で練って貼ればリウマチに効果がある。
漢方：半夏厚朴湯，梔子厚朴湯，平胃散など。
栽培：秋に播種する。成長が早いので植える場所を考える必要がある。

104．ボケ（バラ科）　酒

生薬名・漢名：木瓜(もっか)

学名：*Chaenomeles lagenaria* Koidzumi

出典：名医別録（502年）

性状：観賞用として庭に植えられる。落葉低木。幹には刺状の小枝があり，春に葉に先だって紅，白などの美しい花を単性または数個集まって開く。果実は楕円形で味は非常に酸い。

薬用部位と採集時期：果実，内皮，枝，葉，根。秋。

調製法：果実，内皮，枝，葉，根を採取し，乾燥する。

薬効と使用方法：

1．内皮を煎じて服用すれば淋病，消渇(しょうかつ)に効果がある。
2．果実（木瓜）を煎じて服用すれば霍乱(かくらん)，脚気，こむらがえり，吐下，熱性下痢，浮腫に効果がある。枝，葉，根を煎じて服用してもよい。
3．果実を黒焼き末とし，ゴマ油でといてつけると疔（急性で悪性のはれもの）に効果がある。
4．果実酒を服用すれば疲労回復，筋肉の痙攣などに効果がある。

その他：薬酒用には緑がかった完熟前の果実を用いる。完熟したものは輪切りにし，陰干しにする。

105．ボタン（キンポウゲ科）　食

生薬名・漢名：牡丹皮(ぼたんぴ)

学名：*Paeonia suffruticosa* Andr.

出典：本草綱目（1578年）

性状：観賞用として庭に植えられる。落葉低木。幹は直立して分枝し，5月ごろ，枝の上端に大型の美しい花をつける。花後，袋果は2〜5個あって開出し，短毛を密生しており，中に黒い大型の種子を含み，熟すれば開いて落下する。ボタンは牡丹の音読み，日本には平安時代に吉備真備(きびのまきび)が唐より持ち帰った。

薬用部位と採集時期：根皮。秋。

調製法：根を掘り取り，水洗い後，すぐにまたは4〜5日天日乾燥後，竹べらで皮部を裂きながら木芯(もくしん)を取り去り，皮だけをさらに天日乾燥

する（牡丹皮）。
薬効と使用方法：
1．牡丹皮を煎じて服用すれば消炎性の浄血剤となり，また解熱，鎮痛，鎮痙，止血，通経剤として月経不順，月経痛，子宮内膜炎，産前産後の血の道などの婦人病，吐血，鼻血，腰痛，頭痛，痔疾，関節痛，高血圧，虫垂炎，浮腫などに効果がある。

その他：花弁を食用にする。
漢方：大黄牡丹皮湯，桂枝茯苓丸，八味地黄丸など。
栽培：薬用にする場合はボタンのうちで最も性質の強い，俗に草牡丹と言われているものがよい。9月ごろに株分けを行う。鉄分を嫌うので竹ベラのようなもので掘る。収穫は4〜5年目に行う。

106．マタタビ（サルナシ科）　酒・食・浴

生薬名・漢名：木天蓼（もくてんりょう）
学名：*Actinidia polygama* Maxim.
出典：新修本草（659年）
薬食健康法：若い蔓や若葉を生のままテンプラとするか，塩をやや多く入れたお湯で茹でて，水によく晒し，おひたしや炒め物，味噌和えにする。またマタタビの果実を塩水（5％以上の濃度）に1〜2晩つけ込み，果実が黄色を帯びたら半日干し，塩を混ぜた糠（米のとぎ汁で練る）にガーゼに包んで（平たく，薄く広げる），漬けて食べると美味しい。またマタタビ酒としてもよい。花は甘酢漬けとする。
性状：山野に自生する。蔓性の落葉低木。夏に葉腋に白色の花をつけ，同時に葉の表面は白色に変わる。花後，長楕円形の果実を結び，熟すると黄色となる。果実に虫が寄生すると凹凸のある虫こぶができる。
薬用部位と採集時期：果実，虫こぶ（木天蓼），木部。8〜9月。
調製法：木部はそのまま。果実，虫こぶはそのまま，または5分間熱湯に浸して乾燥する。
薬効と使用方法：
1．夏期に蔓を切って出る液は浮腫に効果がある。
2．果実，木天蓼を1日に3〜10gを煎じて服用すれば身体を温め，

強壮，利尿，麻酔鎮痛剤として腹痛，リウマチ，神経痛，腰痛，脚気，疝気，腎臓病，膀胱カタル，頻尿，淋病，黄疸，冷え症，高血圧に効果がある（橙皮の粉末を混ぜて煎じて服用すれば更に効果がある）。蔓を代用しても効果がある。
3. 果実の煎液を飲み，さらに蔓，葉を浴湯料とすれば身体が温まり，前記の効果は著しくなる。
4. 木天蓼を刻み，酒に漬けて木天蓼酒（果実，蔓を代用してもよい）を作り，服用すれば血液の循環をよくし，保温，強壮，利尿剤として効果がある。
5. 茎や葉を1日に5〜10g煎じて服用すれば胃腸病に効果がある。

その他：果実は5〜10％の塩水に一昼夜浸けて，半日乾燥後，もろみ漬けにするか，塩漬け，果実酒として，また，若芽，若葉を食用とする。またネコの病気に用いる。

107．ミカン（ミカン科） 食・浴

生薬名・漢名：陳皮（ちんぴ），青皮（せいひ）

学名：*Citrus unshiu* Marcov.（ウンシュウミカン）

出典：開宝本草（973年）

性状：各地で栽培される。常緑小高木。夏，葉腋に芳香ある白色の花が咲き，偏球形で橙色に熟する漿果（しょうか）を結ぶ。ミカンは蜜柑の音読み。

薬用部位と採集時期：果皮。9〜11月。

調製法：未熟果の果皮（青皮）または熟果の果皮（陳皮）を剝いで，乾燥する。

薬効と使用方法：
1. ミカンの葉，モチ米各40g，甘草（かんぞう）8gを粉末とし，よく混ぜて湯で飲むと乳汁不足に効果がある。
2. 陳皮に燈心草（とうしんそう）（イグサ）を加え，煎じて服用すれば淋病に効果がある。
3. 青皮，陳皮はいずれも健胃剤となるが，青皮は心下痞（みぞおちのつかえ）に，陳皮は胃のもたれや神経の疲れに効果がある。その他いずれも1日5〜10gを煎じて服用あるいは浸剤として服用すれ

ば鎮咳，鎮嘔，発汗，催乳剤となり，喘息，風邪，のどの病気に用いる。また心悸亢進（しんきこうしん），浮腫，胃酸過多，胃炎，胃カタル，消化不良，食欲不振，魚の中毒，脚気，胸やけ，しゃっくり，産後の尿閉にも効果がある。また浴湯料とすれば冷え症，胃弱に効果がある。
4. ミカンを丸ごと氷砂糖とともに煮詰めたものは咳（せき）に効果がある。
5. 陳皮をドロドロになるまで煮て食べれば魚類の中毒で顔や身体に斑点ができたり，発熱したものに効果がある。
6. ミカンを丸ごと，なかば黒焼きとし，熱湯に浸して飲むと風邪に効果がある。また黒焼き末として蜂蜜で練って飲むと咽喉痛に効果がある。ゴマ油で練って外用剤として塗布すればひび，あかぎれ，しもやけに効果がある。
7. 種子の黒焼きは咽喉の腫痛（たんせき），痰咳，腰痛に効果がある。また浴湯料とすれば冷え症，胃アトニーに効果がある。
8. 陳皮5g，生姜（ショウガ）（しょうきょう）3g，甘草2gを煎じて服用すれば風邪，咳に効果がある。紫蘇葉（しそよう）を2g加えるとさらに効果がある。
9. 陳皮を浴湯料とすれば保温に効果がある。

その他：ミカンの皮を薬用の目的で使用する場合は，ワックス等のかかっていない，自然の物を使用することが大切である。

漢方：香蘇散，平胃散，胃苓湯。

108. ミョウガ（ショウガ科）　食・スパイス・浴

生薬名・漢名：蘘荷（じょうか）
学名：*Zingiber mioga* Rosc.
出典：新修本草（659年）
性状：畑や庭先で栽培される。多年生草本。葉は長楕円形にしてとがり，生姜の葉に似ている。花序は地下茎より生じて多数の花よりなる。
薬用部位と採集時期：花は夏。葉，根茎は春〜秋。
調製法：葉，根茎を採集して乾燥する。
薬効と使用方法：
1. 根茎を1日に10g煎じて服用すれば利尿剤として腎臓病に効果があり，また月経不順，月経痛に効果がある（酒を少量加えるとさら

に効果がある)。
2. 生の根茎汁をそのまま，または酢にといて点眼または洗眼すると，のぼせ眼，やに眼，結膜炎，突き目，目のなかにものが入った時などに効果がある。根茎の煎液を用いてもよい。また花茎の絞り汁を用いてもよい。
3. 乾燥した茎葉を5～6枚湯に入れ，煎液あるいは葉で罨法すればしもやけに効果がある。
4. 生の花茎を常時食べていると湿による病気(神経痛，リウマチなど)にはかからないと言われている。
5. 乾燥した茎葉を浴湯料とすれば痔，婦人の冷えからくる痛みに効果がある。また生の葉汁を塗布すればあせもに効果がある。

109. ムベ (アケビ科)　茶・食
生薬名・漢名：野木瓜(やもっか)
学名：*Stauntonia hexaphylla* Decaisne
出典：和漢三才図会 (1713年)
別名：トキワアケビ
性状：山野に自生する。蔓性の常緑草本。葉は互生し，長柄を有する掌状複葉で，小葉は3～7枚よりなり，厚く，質は硬く，3本の主脈があり，裏面に網目がみられる。5月ごろ，白色の花をつけ，秋には暗紫色に熟する果実を結ぶ。
薬用部位と採集時期：葉，蔓，果実(野木瓜)。秋。
調製法：葉，蔓，果実を採取し，乾燥する。
薬効と使用方法：
1. 葉，蔓，果実を煎じて服用すれば利尿，強心，通経剤として役立ち，淋病，腎臓病，浮腫，排尿異常，口渇，腫物に効果がある。
2. 煎液で洗浄すれば癰腫(ようしゅ)などの皮膚病に効果がある。
3. 果実を生食または煎じて服用すれば風邪，陰萎，性欲減退，月経不順などの婦人病に効果がある。

その他：新芽，果実を食用とする。また新芽は茶の代用とする。

110. メギ（メギ科） 食

生薬名・漢名：小蘗（しょうばく）

学名：*Berberis thunbergii* DC.

出典：新修本草（659年）

別名：コトリトマラズ，ヨロイドウシ

性状：山野に自生するが，生け垣として庭に植えられる。落葉小低木。刺の多くある褐色の枝を叢生する。葉は互生または叢生し，4月ごろ，花軸を出し，小さな黄色の花を総状花序に開き，秋に楕円形の腋果となり赤熟する。葉や樹の煎液を目にさして薬用としたことから，名付けられた。

薬用部位と採集時期：葉は6～7月。枝，根（小蘗）は11月。

調製法：葉，枝，根を採取し，天日乾燥する。

薬効と使用方法：

1. 葉，枝，根の煎液は収斂，殺菌作用があるので，洗眼薬あるいは点眼薬とすれば眼の充血，炎症などに効果がある。
2. 葉，枝，根を1日に5～10gを煎じて服用すれば健胃，整腸剤となり，またリウマチ，神経痛，黄疸，糖尿病，肋膜炎，腸炎，口瘡（こうそう），婦人病に効果がある。うがい薬とすれば舌炎，口内炎に効果がある。
3. 果実を煎じて服用すれば腎臓病，肝臓病に効果がある。

その他：熟果汁は蜂蜜を少量加えて飲料とする。

111. メハジキ（シソ科） 食・浴

生薬名・漢名：益母草（やくもそう）・茺蔚子（じゅういし）

学名：*Leonurus sibiricus* Linn.

出典：本草綱目（1578年）

性状：原野，路傍に自生する。2年生草本。茎は方形でまばらに分枝する。夏から秋に枝先の葉腋に淡紅色の唇形花を付ける。

薬用部位と採集時期：茎葉（益母草）は7～8月。種子（茺蔚子）は10～11月。

調製法：地上部を刈り取り，刻んで乾燥する。種子をとるには2～3日，天日乾燥後，棒でたたいて種子を落とし，残りの茎葉は刻んで別々

に乾燥する（品質は 7 〜 8 月に採集の茎葉より劣るが使用できる）。
薬効と使用方法：
1. 益母草を 1 日 5 〜 15 ｇ煎じて服用すれば止血，浄血，通経剤として子宮の諸病，子宮出血，産後の出血，月経不順，こしけなどの婦人病に効果がある。また補精，強壮，鎮静，利尿剤としてめまい，浮腫，腹痛，魚の中毒，神経痛，リウマチ，小児のひきつけ，虚弱児，腺病質（せんぴょう）, 神経質な小児の体質改善に効果がある。
2. 煎液で罨法（あんぽう）すれば乳腺炎に効果がある。
3. 生葉汁（根汁でもよい）に酒を入れて飲むと黄疸（おうだん）に効果がある（下痢して治る）。また暑気あたり，夏の疲労防止にもなる。
4. 種子は益母草と同様に用いるほか，利尿作用が強いので浮腫，視力減退，そこひ，その他の眼病に効果がある。
5. 益母草，忍冬（にんどう）（スイカズラ）各 12 ｇを煎じて服用すれば神経痛，リウマチに効果がある。
6. 葉を浴湯料とすればあせも，かぶれ，湿疹などに効果がある。

その他：若葉を食用とする。
漢方：芎帰調血飲，益母湯など。

112．モモ（バラ科）　食・酒・浴

生薬名・漢名：白桃花，桃仁
学名：*Prunus persica* Batsch.
出典：神農本草経（217 年）
性状：果樹として各地で栽培される。落葉小高木。4 月に，葉より先に白色や淡紅色の花を開く。果実は大きく，短毛を密生し，初夏に熟する。
薬用部位と採集時期：花（白桃花）は春（4 月上旬）。種子（桃仁・7 〜 8 月），葉は夏。
調製法：白花種のつぼみまたは半開花を採取し，乾燥する（古くなると効果がなくなる）。種子，葉は採取し，乾燥する。
薬効と使用方法：
1. 白桃花，冬瓜仁（とうがにん）を各等分，粉末となし，蜜で練って塗布すれば，し

2．桃膠（桃の木より出ている樹液，樹脂）を服用すれば鎮痛剤となり，また口渇，下痢，尿利減少，淋病に効果がある。
3．桃の熟したものをゴマ油に漬け，白色となったころ，耳に入れると耳垂れで膿が出て痛むのに効果がある。
4．桃仁を1日3～5g煎じて服用すれば消炎，浄血，通経剤として月経不順，月経困難，月経時の腰痛，下腹痛，産前産後，血の道に効果がある。また鎮痙，鎮咳，解熱，去痰剤として，また腎臓病にも効果がみられる。
5．白桃花を1日に5～10g煎じて服用あるいは粉末として1回に1～2gを服用すれば利尿，峻下剤として腫物，便秘，脚気，腎炎，浮腫に効果がある。
6．白桃花の粉末を外用すればにきび，そばかすに効果がある。
7．葉の煎液または乾燥粉末を蜜で練って外用すれば火傷，湿疹，にきび，そばかす，あせも，ふけ，その他の皮膚病，鼻中の腫物に効果がある。また浴湯料とすればあせも，湿疹に効果がある。
8．生葉汁を服用すると回虫駆除剤となる。
9．乾葉で枕を作り，常に用いていると頭痛もちが治る。

その他：種子を焼酎に漬けて薬酒とする。

漢方：桃花加芒硝湯，桃核承気湯など。

113．ヤドリギ（ヤドリギ科）

生薬名・漢名：柳寄生（りゅうきせい）

学名：*Viscum album* Linn. var. *coloratum* Ohwi

出典：本草綱目（1578年）

別名：ホヤ，ホイ

性状：雌雄異株の常緑半寄生，灌木。枝はよく分枝し，全体として球形に繁茂する。葉は対生，無柄の倒披針形。早春に枝端に花を付け，後に球形の果実を付ける。ホザキノヤドリギ（ミズナラに寄生），オオバヤドリギ（常緑広葉樹に寄生），ヒノキバヤドリギ，マツグミ（マツ科植物に寄生），等を用いる。

薬用部位と採集時期：全草。1年中。
調製法：全草を採取し，陰干しとする。
薬効と使用方法：
1．全草を煎じて服用すれば利尿剤とし，また神経痛，解熱，婦人病に効果がある。

114．ヤマノイモ（ヤマノイモ科）　食・酒

生薬名・漢名：山薬
学名：*Dioscorea japonica* Thunb.
出典：神農本草経（217年）
別名：ジネンジョ，ジネンジョウ
性状：山野に自生する。蔓性の多年生草本。根は長大な円形状の多肉質で，まっすぐに地下に伸びる。茎は他物に巻き付いて伸び，夏に小形の白色の花を多数つける。雌雄異株で雄花穂は垂れる。種子は平らで，広円形の3個の翼をもつさく果である。類似のナガイモ，ツクネイモなども同様に用いる。ヤマイモの名は山にあるイモの意味。
薬用部位と採集時期：根（山薬）。10～11月。
調製法：根のコルク皮を除き，天日乾燥する。
薬効と使用方法：
1．生根を食用，乾燥根（山薬）を1日に5～10g煎じて服用，または粉末として服用すれば滋養強壮剤となり，病後の衰弱などに効果がある。また過労，寝汗，遺精，夢精にも効果がある。その他，健胃，整腸，去痰，鎮咳剤として用いる他，夜尿症，疝気に効果がある。
2．生根をすりおろし，小麦粉と練り合わせて患部に貼れば消腫，鎮痛剤として，しもやけ，ひび，火傷，乳腫に効果がある。
3．生根をすりおろし，酒，塩，ネギを少量入れて煮立てて服用すれば頻尿に効果がある。
4．生根をすりおろし，砂糖を加え，熱湯を注いで飲むと激しい咳に効果がある。
5．生根と白ネギをすりおろして混ぜ，患部に塗布すれば腫物，しもや

け，火傷に効果がある。
その他：根，ムカゴを食用とする。乾燥根を焼酎漬けとする。
漢方：八味丸，参苓白朮散，啓脾散など。
栽培：4月ごろ，種芋を150g程度に切り，切り口に木灰を付け，植え付ける。またはムカゴを植えてもよい。

115. ヤマモモ（ヤマモモ科）　酒・食・浴・染

生薬名・漢名：楊梅皮（ようばいひ）
学名：*Myrica rubra* Sieb. et Zucc.
出典：経史証類備急本草（1038年）
性状：山野に自生する。常緑高木。4月頃，紅色の小花をつけ，後に暗紅色に稔熟する核果を結ぶ。
薬用部位と採集時期：樹皮（楊梅皮）。6～8月。
調製法：樹皮を剝離し，乾燥する。
薬効と使用方法：

1. 楊梅皮とモチ米を粉にし酒服すると打ち身に効果がある。
2. 楊梅皮を1日に8～10g煎じて服用すれば収斂（しゅうれん），殺虫，利尿剤として下痢，酒毒に用いるほか，頭痛，胸痛，腹痛，心臓病，腎臓病，高血圧，動脈硬化症，内出血，皮膚病に効果がある。
3. 楊梅皮の煎液で湿布すれば腫物，カサ，火傷に効果がある。
4. 楊梅皮を浴湯料とすれば，あせもに効果がある。
5. 楊梅皮の粉末を湯で練って貼れば打撲傷，捻挫，火傷に効果がある。卵白で練って貼ればさらに効果がある。
6. 果実の塩漬けを食べると去痰，しゃっくり，嘔吐，酒毒，脚気に効果がある。また果実を食べると口渇，胸痛に効果がある。
7. 楊梅皮末に黄柏末を等量混合，またはさらにイヌザンショウの実（5分の1量）と甘草の粉末を加え，酢で練って貼れば骨折，捻挫，打撲傷に効果がある。
8. 果実を薬酒とすれば強精，強壮の効果がある。
9. 果実を薄塩漬けにし，ウメシロップ状とし，浸出してくる上澄液を飲むと，下痢，嘔吐に効果がある。

その他：樹皮は染料とする。
漢方：楊柏散，寸金丹，徒応丹。

116．ユキノシタ（ユキノシタ科）　食

生薬名・漢名：虎耳草(こじそう)
学名：*Saxifraga stolonifera* Curtis
出典：本草綱目（1578年）
薬食健康法：葉（1年中），蕾をそのままテンプラとするか軽く茹でて和え物，酢の物，炒め物，汁の実とする。
性状：湿った土地に自生するが，鑑賞用として庭に植えられる。半常緑の多年生草本。葉の上面は緑色，裏面は暗赤色で全体に細かい赤毛を密生する。春から夏に白色の花を円錐花序につける。ユキノシタの名は雪の下または雪の舌の意味で葉が越冬し，その上に雪がつもったという意味で付けられた。
薬用部位と採集時期：葉。6～7月（生葉を用いる時は1年中）。
調製法：葉を葉柄をつけずに採取し，水洗い後，乾燥する。
薬効と使用方法：
1．生葉汁を患部に塗布または生葉をもんで貼ると消炎，排膿剤として切り傷，火傷，しもやけ，虫刺され，ウルシかぶれ，にきび，面疔，腫物その他の諸瘡，耳だれ，中耳炎，外耳炎，扁桃炎，咽喉炎に効果がある（塩を少量入れるとさらに効果がある）。また葉を火であぶって貼りつけてもよい。
2．虎耳草を1日5～20g煎じて服用すれば健胃，解毒，解熱，鎮咳剤として風邪，百日咳，小児の咳，にきびに効果がある。また心臓病，腎臓病にも効果がある（生姜を少し入れると効果はさらによくなる）。また腎臓結石にも効果がある。
3．生葉汁を服用すると百日咳，てんかん，小児のひきつけに効果がある（生葉をテンプラにして食べてもよい）。
4．葉の黒焼き末を服用すれば鎮咳剤となる。またゴマ油で練って貼ればしもやけ，痔に効果がある。
5．生葉汁で亜鉛華を練って貼れば胎毒その他の皮膚病に効果がある。

6．生葉をドクダミの葉と合わせてすりつぶして貼ると，にきびその他の腫物に効果がある。
7．生葉と地竜（ミミズを乾燥したもの）を合わせて煎じて服用すれば解熱剤として効果がある。

117．ヨモギ（キク科）　食・浴・煙草

生薬名・漢名：艾葉(がいよう)
学名：*Artemisia princeps* Pampan.
出典：名医別録（502年）
性状：山野，路傍に自生する。多年生草本。葉の上面は緑色，下面は白毛を密生するため白色を帯びる。オトコヨモギなど他のヨモギ類も同様に用いる。ヨモギはよくもえでる草の意味。すなわち善萌草(よもぎ)の意味で，善燃草(よもぎ)とも言われる。
薬用部位と採集時期：茎葉（艾葉）。6〜8月。
調製法：根元より刈り取り，または葉のみ採集し，陰干しとする。または乾葉をもんで毛のみ集めて艾(がい)（モグサ）とする。
薬効と使用方法：

1．艾葉を酒で煎じて服用すれば妊婦の下血が続くもの，こしけ，疝気(せんき)（下腹痛）に効果がある。
2．生葉汁を服用すれば高血圧，赤痢，下痢（乾葉を煎じて服用しても効果がある）。諸瘡（外用と併用すればさらに効果がある）に効果がある。
3．生葉汁を塗布するか，生葉をもんで貼ると切り傷に効果がある。
4．艾葉で座ぶとんまたは腰あてを作り，使用していると神経痛，冷え症に効果がある。
5．艾葉を1日5〜15g煎じて服用すれば強壮，健胃，去痰(きょたん)，止瀉(ししゃ)，利尿，止血，通経剤として子宮出血，鼻血，吐血，下血，痔(じ)出血，腹痛，食中毒，胃潰瘍(いかいよう)，胃カタルによる下痢，嘔吐(おうと)，頭痛，風邪，喘息(ぜんそく)，咽喉痛，中風，神経痛，動脈硬化，目の疲労，鳥目，しゃっくり，暑気あたり，冷え症，蟯虫(ぎょうちゅう)駆除に効果がある。
6．浴湯料とすれば，あせも，冷え性，腰痛，神経痛，リウマチ，黄疸(おうだん)，

疝気，こしけ，美容，消炎，風邪に効果がある。
7. 罨法剤（あんぽう）とすれば脱肛に効果がある。
8. 艾葉を喘息煙草（ぜんそくたばこ）として喫煙すると効果がある。
9. 生葉汁または生葉をもんで貼れば止血，虫刺され，打撲傷，腫物に効果がある。
10. 根を煎じて服用すれば鎮痙剤（ちんけい）として頭痛に効果がある。また下痢，赤痢，腹痛，神経痛，慢性嘔吐に効果がある。
11. 種子を煎じて服用すれば目を明らかにし，子宮を温め，回虫駆除に効果がある。
12. 生葉をうどん粉と練り，だんごにして食べると老人の体力回復，神経痛に効果がある。
13. 艾葉の黒焼き末を服用すれば吐血，下血，鼻血，痔出血などの諸出血に効果がある。
14. 艾葉20 gに生姜（ショウガ）10 gを煎じて服用，または艾葉，ドクダミ各5 gを煎じて服用すれば痔出血，血便，子宮出血に効果がある。
15. 艾葉，麦を煎じて服用すれば慢性の化膿症に効果がある。
16. 艾葉，木槿花（乾燥したムクゲの蕾），南天葉（実）を煎じて服用すれば腹痛に効果がある。
17. 艾葉，接骨木（にわとこ）を浴湯料とすれば疝気，こしけ，腰痛，打ち身に効果がある。
18. 艾葉15 g，薏苡仁4 g，甘草2 gを煎じて服用すれば神経痛，リウマチに効果がある。

その他：若葉は食用とする。
漢方：芎帰膠艾湯，柏葉湯など。

118. リンドウ（リンドウ科）　浴

生薬名・漢名：竜胆（りゅうたん）
学名：*Gentiana scabra* Bunge var. *buergeri* Maxim.
出典：神農本草経（217年）
性状：山野の木陰や，草原の半日陰に自生するが，観賞用として庭に植え

られる。多年生草本。葉は対生し，茎を抱き，三条の縦に走る脈が目立つ。秋に茎頂あるいは上部の葉腋に紫色の花を開く。竜胆は根がたいへん苦く，熊の胆より苦いので竜の胆とした。リンドウは竜胆の音読みである。

薬用部位と採集時期：根（竜胆）。10月〜翌年3月。
調製法：根を掘り採り，茎を切り去り，水洗いし，十分に乾燥する。
薬効と使用方法：
1. 竜胆を1日2〜3g煎じて服用または粉末として服用すれば消炎性苦味健胃剤として食欲不振，消化不良，胃アトニー，胃酸過多症，腹痛に効果がある。また下痢，健忘，寝汗，回虫駆除に効果がある。煎液を煮詰めてアズキ粒大の丸薬としたものを服用してもよいが，連用は避けるようにする。
2. 全草を煎じて服用すれば血の道，腎臓病，排尿異常，心臓病，こしけ，胆嚢炎，流行性肝炎に効果がある。
3. 花を煎じて服用すれば膀胱炎に効果がある。
4. 生根汁を服用すれば咽喉痛に効果がある。
5. 竜胆を煎じて浴湯料とすれば冷え性，淋病に効果がある。

漢方：竜胆瀉肝湯，疎経活血湯など。
栽培：4〜6月に新芽がほぼ固まったころ，葉を8〜10枚つけて先端をとり，下葉を4枚除いて挿し芽をする。2〜3ヵ月で鉢上げできる。

119. レンギョウ（モクセイ科）

生薬名・漢名：連翹（れんぎょう）
学名：*Forsythia suspensa* Vahl
出典：神農本草経（217年）
性状：観賞用として庭に植えられる。落葉低木。枝はやや蔓状に伸び，下垂して，地に着くと根をおろす。枝の節の間の髄は空洞である。葉は広卵円形で対生する。早春の葉の出る前に葉腋に橙黄色の花を1個開き，後に表面に瘤の多い小卵形のさく果を結ぶ。果皮は硬く，熟すれば裂開する。花の小さいチョウセンレンギョウも同様に用いる。

薬用部位と採集時期：果実（連翹）。夏～秋。
調製法：果実を採取し，乾燥する。
薬効と使用方法：
　1．連翹を1日10～20ｇ煎じて服用すれば解毒，排膿，消炎，解熱，利尿，通経，皮膚病に効果がある。また淋病，腫物，疥癬，るいれき，中耳炎などにも効果がある。
　2．連翹，牛蒡子を混ぜ，すりつぶして貼れば腫物，疥癬に効果がある。
漢方：防風通聖散，清上防風湯など。
栽培：挿し木によって苗を確保する。レンギョウを栽培するとき，チョウセンレンギョウを混植すれば果実がよくつくようになる。

120．ワレモコウ（バラ科）　食・浴

生薬名・漢名：地楡（ちゆ）
学名：*Sanguisorba officinalis* Linn.
出典：神農本草経（217年）
性状：山野に自生する。多年生草本。夏から秋に茎頂に濃紫色の小花を楕円形につける。漢名の地楡は葉が楡（にれ）に似て，地にはっているから付けられた。
薬用部位と採集時期：根（地楡）。9～11月。
調製法：根を掘り取り，茎を取り去って水洗いし，乾燥する。
薬効と使用方法：
　1．地楡を毎日煎じて服用すれば慢性腸カタル，急性腸炎に効果がある。また地楡を1日に5～30ｇを煎じて服用すれば止血，消炎，止瀉，去痰，収斂剤として吐血，下血，喀血，鼻血，子宮出血，月経過多，産前・産後の諸出血，痔瘻（じろう），消渇，胃痙攣，腹痛，嘔吐，気管支炎に効果がある。
　2．地楡の濃煎液を洗浄剤として外用すれば抗菌性があり，火傷，あせも，湿疹，腫物，痔に効果がある。浴湯料としてもよい。
　3．生根をすりつぶして塗布または貼りつけると，ひょうそ，打ち身，捻挫に効果がある。
　4．地楡の煎液をうがい薬とすれば扁桃炎，咽喉炎，歯齦炎に効果があ

5. 地楡，巻柏（イワヒバ）各6gを少し炒ったのち煎じて服用すれば下血がつづくものに効果がある。

その他：若葉を食用，茶の代用とする。

漢方：地楡散，清肺湯，当帰連翹湯など。

<コラム 2>　　　　　　　　　　　人　参

　人参と言えば野菜の人参をイメージすることが多いかも知れない。そこで医薬品となっている人参は薬用人参とか高麗人参という呼び方をしている。これは日本でだけみられることで，ヨーロッパやアメリカ，他のアジア諸国では薬用人参はジンセンと呼ばれ，野菜の人参とは区別している。

　人参は『神農本草経』に「五臓を補い，精神を安んじ，魂を定め，驚悸を止め，邪気を除き，目を明らかにし，心を開き，智を益する。久しく服すれば身を軽くし，年をのばす」と記載されており，生薬の中で最も重要な薬物と考えられている。人参は韓国と中国をはじめとする東洋諸国で，長い間，補血強壮剤として利用されてきた薬草である。後述のようにアメリカ人参，日本には竹節人参等，人参と類似したものがあるが，人参とは若干形態や成分に違いがある。

　人参はウコギ科（*Araliaceae*）に属し，パナックス属 *Panax ginseng* C. A. Meyer と命名されている。数百年前には世界各地に野生の人参が育っていたと考えられる。しかし現在野生の人参が発見されることは極めてまれである。

　人参の栽培方法は通常の作物とは大きく異なっている。すなわち人参は一度栽培すれば，少なくとも十数年間は同じ土地へ植えることができないと言われる。さらに一般の作物に比べ著しく異なっている点は，植える前に2年間草を土壌にすきこんで，人参栽培に適した土壌を作りあげる必要がある。こうした土作りを行った特殊な床土で育てた苗を移植し，日よけをして化学肥料は一切与えないで4年から6年間栽培する。

　日本においても約300年の歴史がある。それでは日本の歴史的背景に少し触れてみよう。秀吉の朝鮮出兵とともに人参の種子が何回かもたらされ栽培を試みるがいずれも失敗に終わっている。江戸時代に入り3代将軍家光の時代に日

光の今市でその栽培に成功し（1628年），以後種子を各藩へ配付し全国的な栽培を奨励した。幕府から配付されたことから「御種人参」と呼ばれ，それがなまってオタネニンジンとなったと言われている。現在の正式な植物名もオタネニンジンである。

　薬園の奨励とも相まってオタネニンジンは各藩で競って栽培されたものと考えられるが，環境に敏感で，栽培が困難なこともあって，次第に淘汰され現在では長野県，福島県，島根県での栽培に限定される。栽培された人参は主に輸出用として香港や台湾へ出荷されていたが，円高傾向が続いたため，輸出が大幅に落ち込み栽培者が激減し，栽培は壊滅的な状況と言われる。

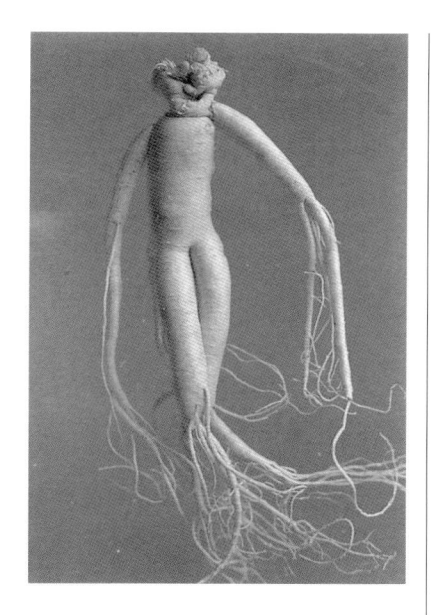

　人参の主な薬理成分として構造が明らかにされた人参サポニン，ジンセノシドは他の植物のサポニンとは違った特異な化学構造を持っている。人参サポニンの化学構造の特性によってプロトパナクサジオール系，プロトパナクサトリオール系，オレアナン系サポニンに区分される。

プロトパナクサジオール系サポニン

ジンセノシド-Rb1：中枢神経抑制作用，催眠作用，鎮痛作用，精神安定作用，解熱作用，血清蛋白質合成促進作用，中性脂肪分解抑制及び合成促進作用（インシュリン類似作用），コレステロール生合成促進作用，プラスミン活性化作用，RNA合成促進作用，副腎皮質ホルモン分泌促進作用など。

ジンセノシド-Rb2：中枢神経抑制作用，DNA，RNA合成促進作用，プラスミン活性化作用，副腎皮質ホルモン分泌促進作用，抗糖尿作用など。

ジンセノシド-Rc：中枢神経抑制作用，RNA合成促進作用，血清蛋白質合成促進作用，プラスミン活性化作用，副腎皮質刺激ホルモン分泌促進作用。

ジンセノシド-Rd：副腎皮質ホルモン分泌促進作用など。

プロトパナクサトリオール系サポニン
ジンセノシド-Re：中枢神経抑制作用，DNA，RNA 合成促進作用，プラスミン活性化作用，副腎皮質刺激ホルモン分泌促進作用など。
ジンセノシド-Rg１：中枢神経興奮作用，抗疲労作用，疲労回復作用，記憶学習機能改善作用，DNA，RNA 合成促進作用，プラスミン活性化作用など。

オレアナン系サポニン
ジンセノシド-Ro：抗炎症作用，解毒作用，抗トロンビン作用，血小板凝集抑制作用，抗肝炎作用，大食細胞活性化作用など。
（社団法人高麗人参学会編『高麗参の理解』122 ページより引用）

　人参の特異的な薬効成分であるジンセノシドに関するユニークな研究を一つご紹介しよう。ジンセノシドにはプロトパナクサジオール系とプロトパナクサトリオール系のサポニンがあることを述べたが，薬理学的には前者が抑制傾向で後者が興奮傾向を示す。このように生薬類は相反する活性をもつ成分を同時に含んでいるので，漢方薬が人のバランスを整えて病気を治すという理論に合致していると言える。
　人参は古来より最も重要な生薬であることをご理解頂けたかと思う。生薬そのものを医薬品とする使い方について述べたが，数年前からジンセノシド Rg３と称される人参由来の純粋なサポニン成分が中国において医薬品として承認された。血管新生を抑制することにより，ガンを兵糧攻めにし，ガンの転移を抑える働きを発揮する。この新薬の発見は中国において大きなセンセーションを巻き起こし，これに続く医薬品を生薬・漢方薬から探し出してゆこうという動きが活発となり，多くの研究者が医薬品開発に情熱を注いでいる。

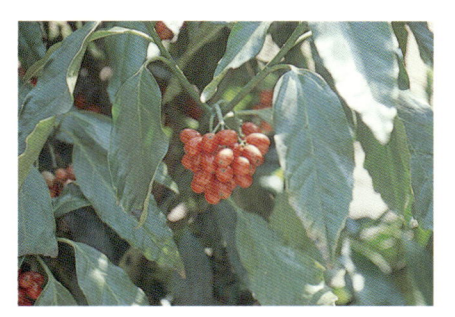

1．アオキ

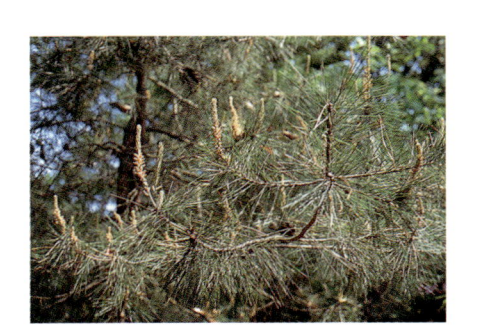

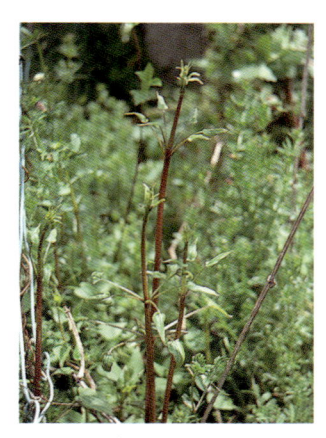

2．アカネ

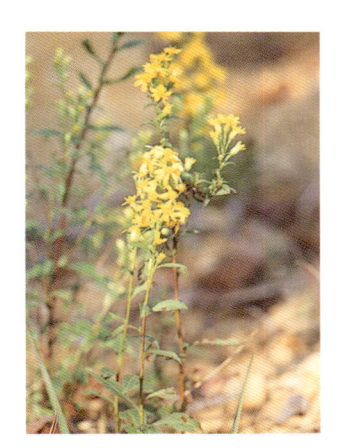

3．アカマツ

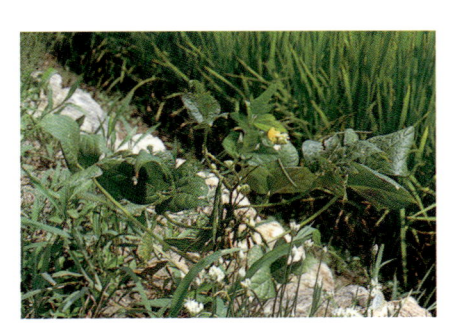

4．アキノキリンソウ

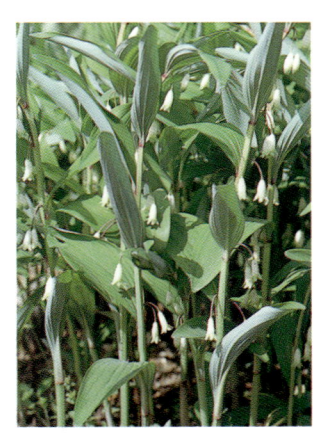

5．アズキ

6．アマドコロ

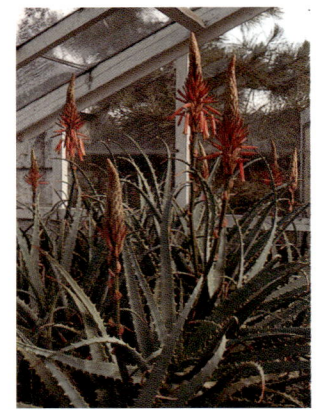

7．アロエ

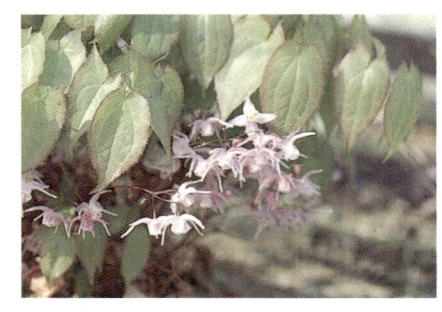

8．イカリソウ

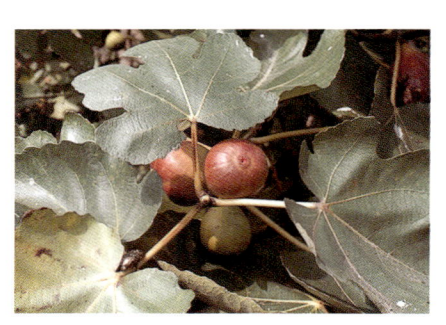

9．イチジク

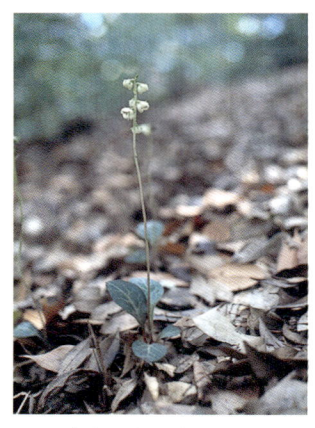

10．イチヤクソウ

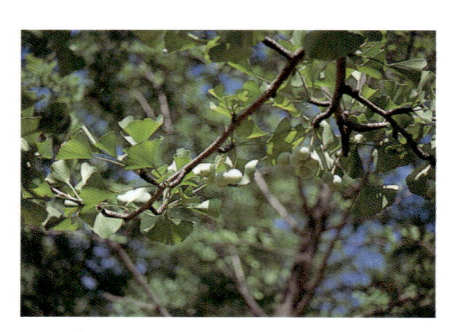

11．イチョウ

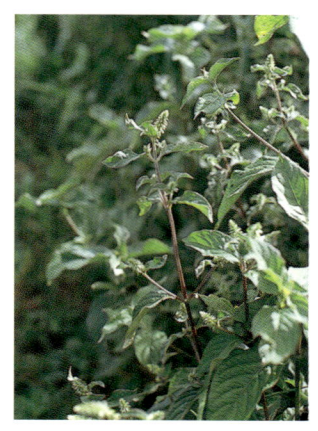

12．イノコズチ

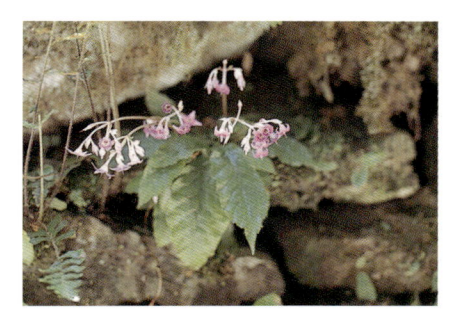

13. イワタバコ

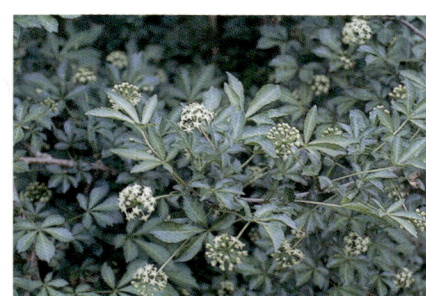

14. ウコギ

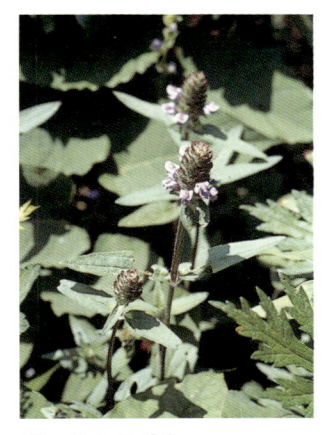

15. ウツボグサ

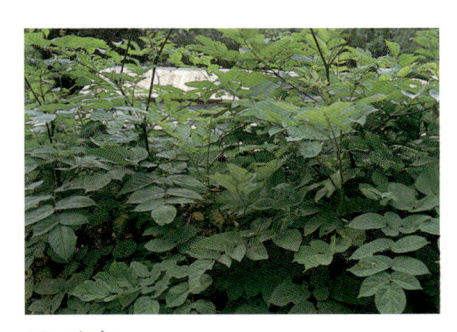

16. ウド

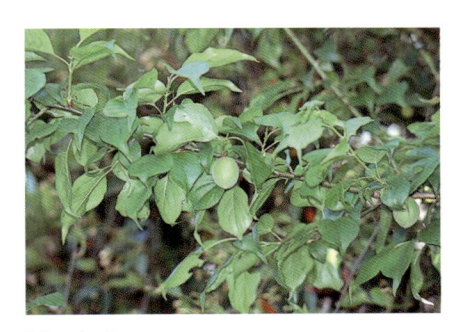

17. ウメ

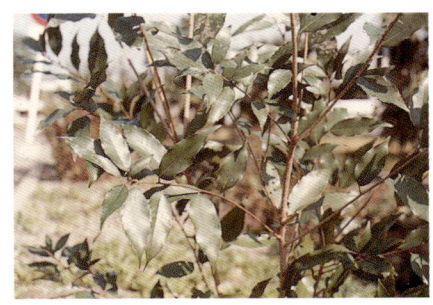

18. ウラジロガシ

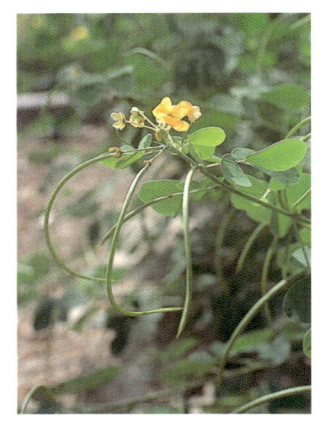

19. エビスグサ

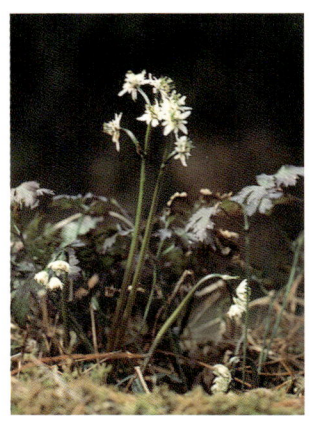

20. オウレン

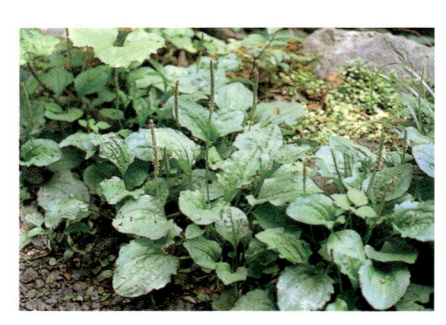

21. オオバコ

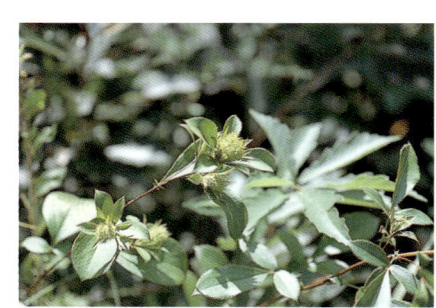

22. オケラ

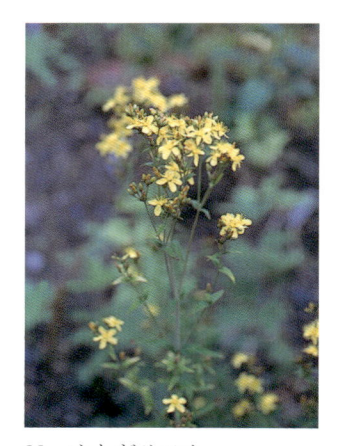

23. オトギリソウ

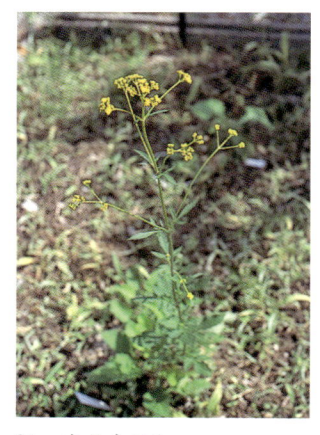

24. オミナエシ

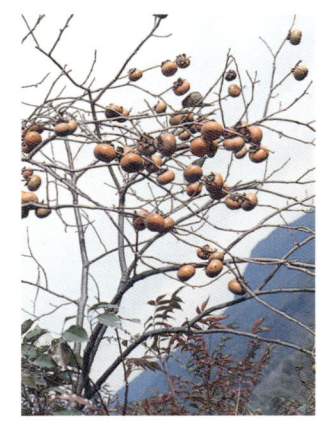

25．カキ

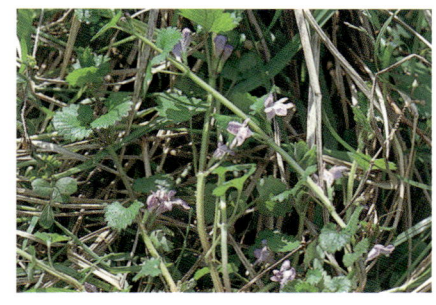

26．カキドウシ

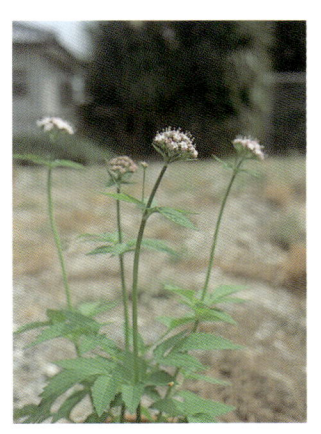

27．カノコソウ

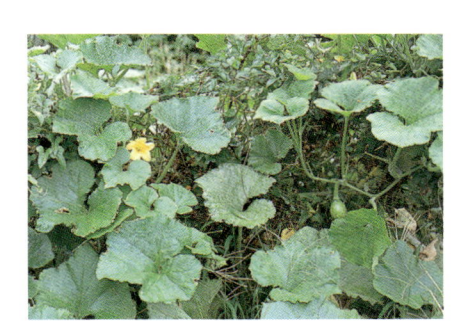

28．カボチャ

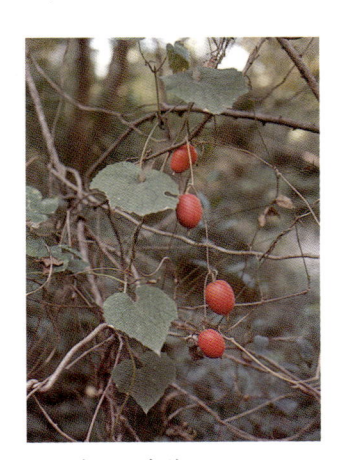

29．カラスウリ

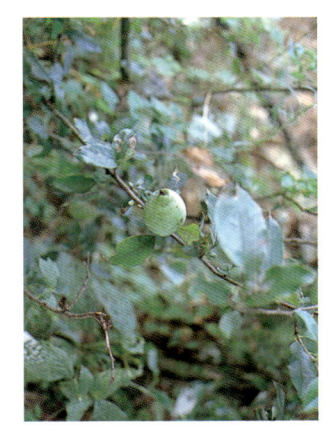

30．カリン

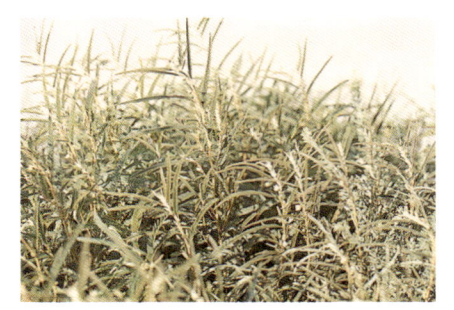

31. カワラケツメイ

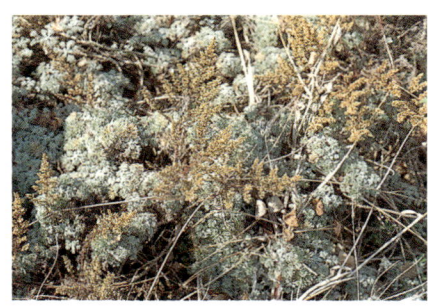

32. カワラヨモギ

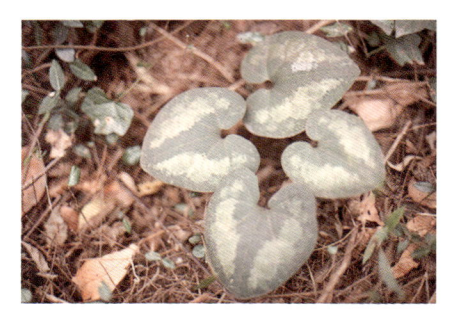

33. カンアオイ

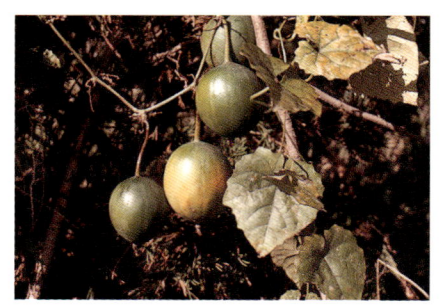

34. キカラスウリ

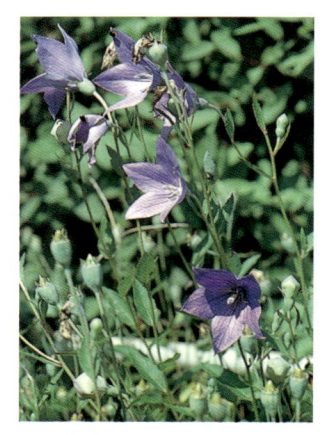

35. キキョウ

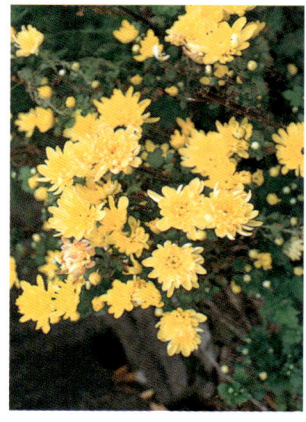

36. キク

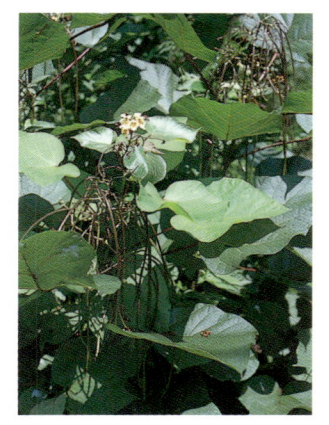

37. キササゲ

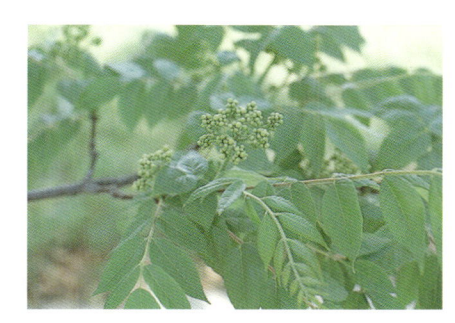

38. キハダ

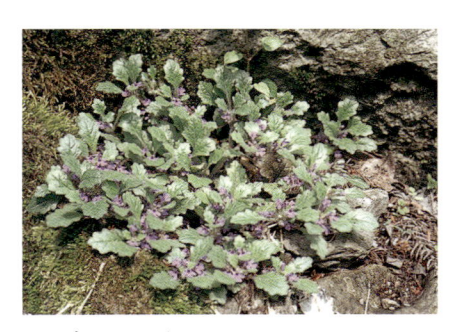

39. キランソウ

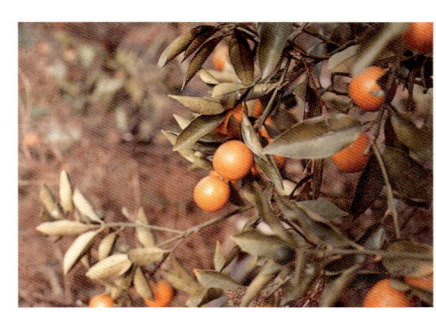

40. キンカン

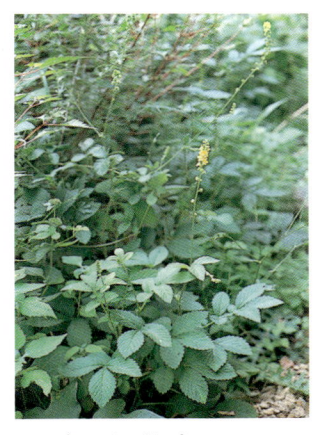

41. キンミズヒキ

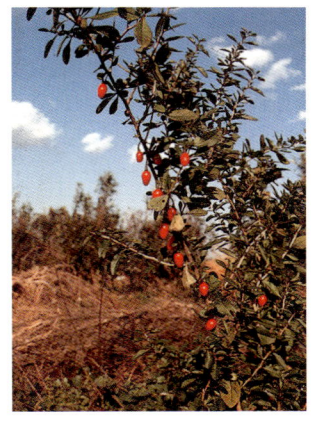

42. クコ

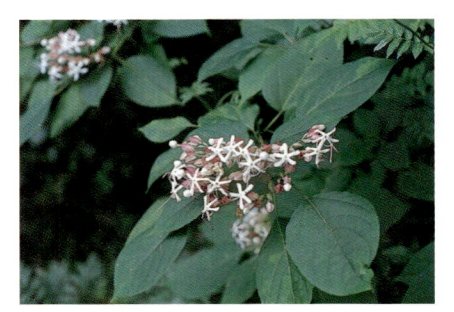

43. クサギ

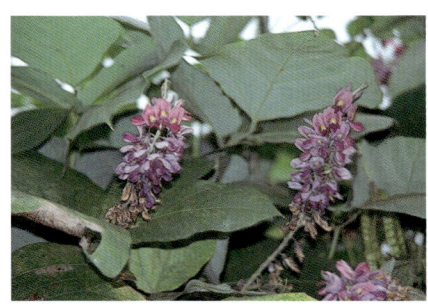

44. クズ

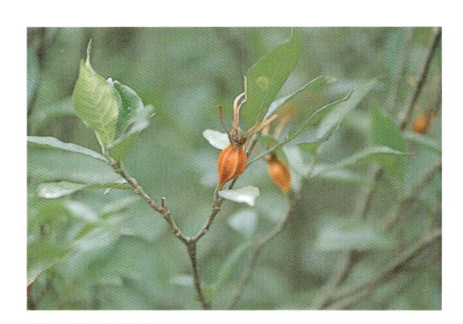

45. クチナシ

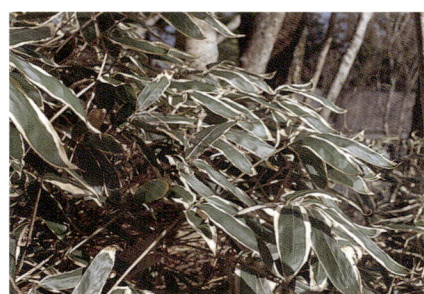

46. クマザサ

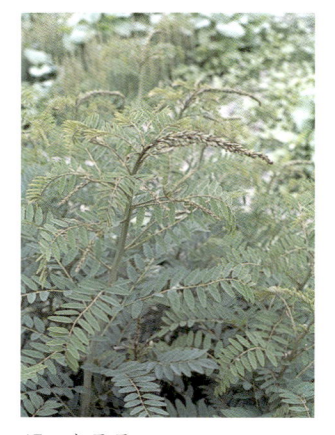

47. クララ

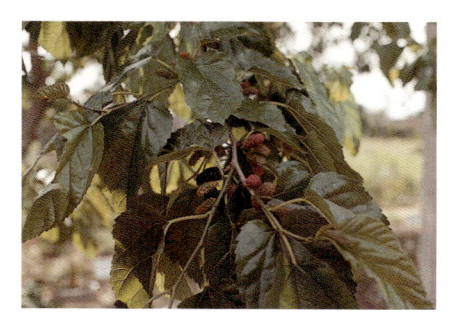

48. クワ

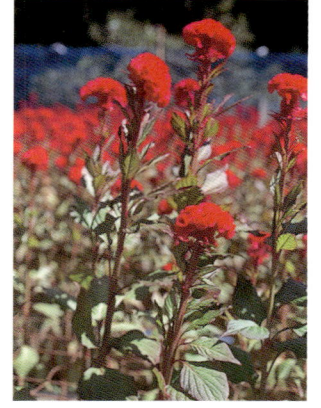

49. ケイトウ

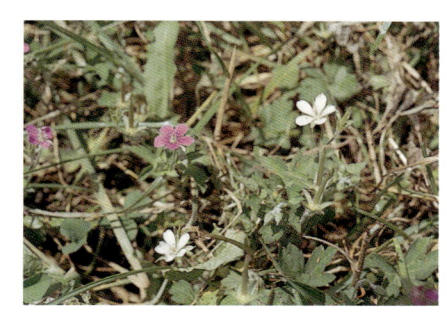

50. ゲンノショウコ

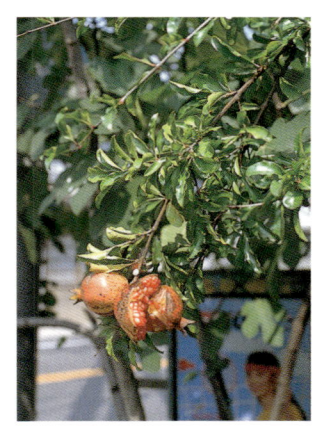

51. ザクロ

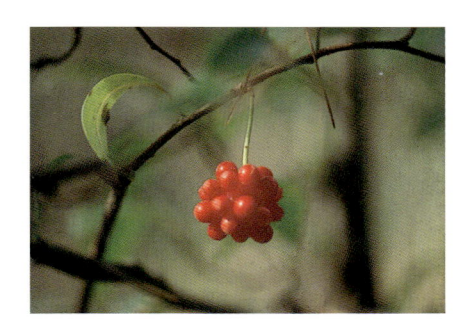

52. サネカズラ

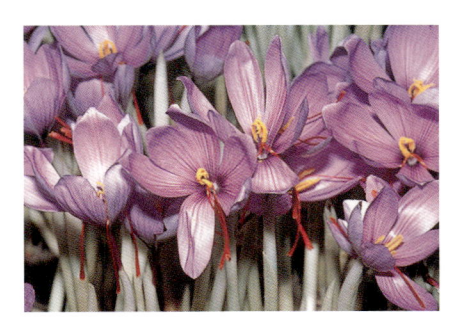

53. サフラン

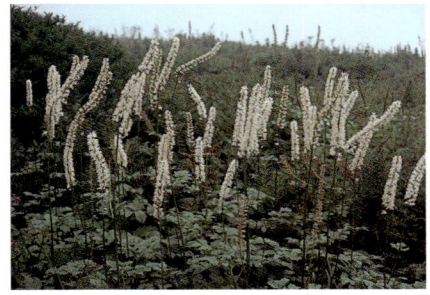

54. サラシナショウマ

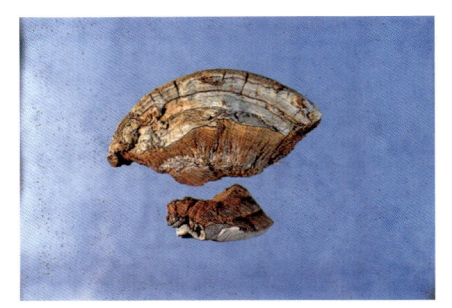

55．サルノコシカケ

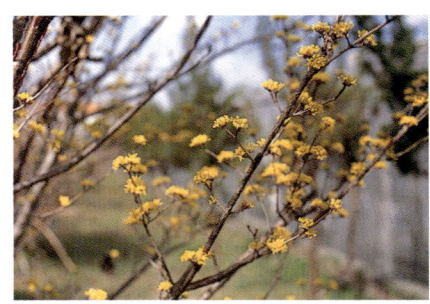

56．サンシュユ

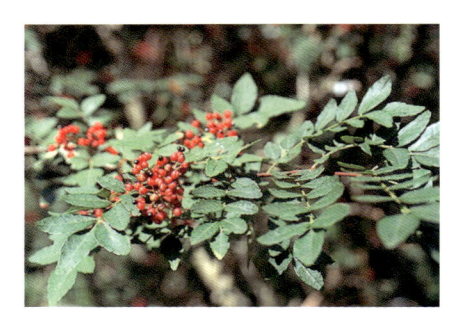

57．サンショウ

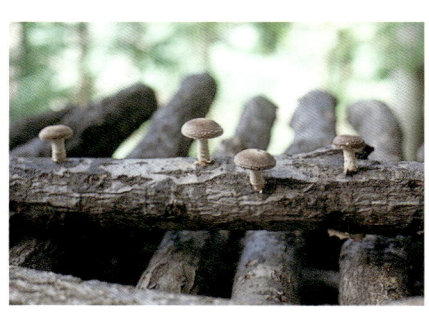

58．シイタケ

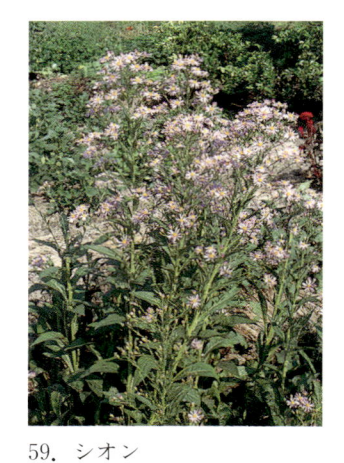

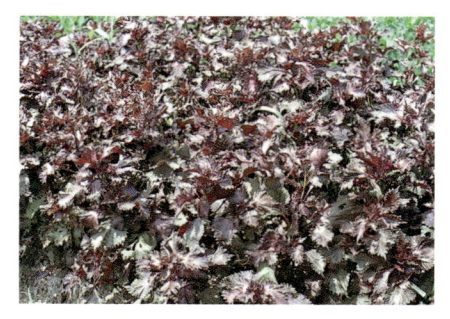

59．シオン

60．シソ

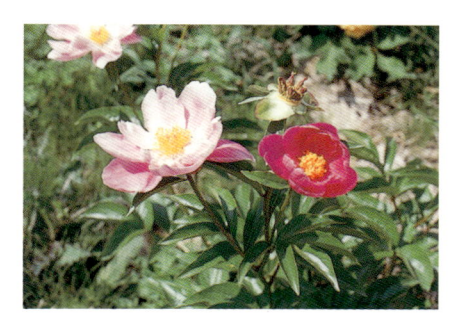

61. シャクヤク

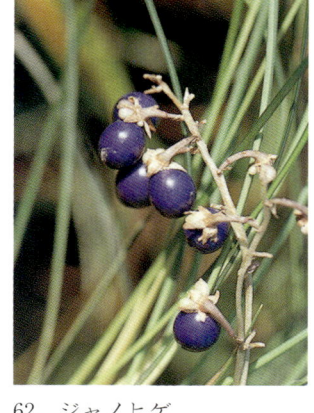

62. ジャノヒゲ

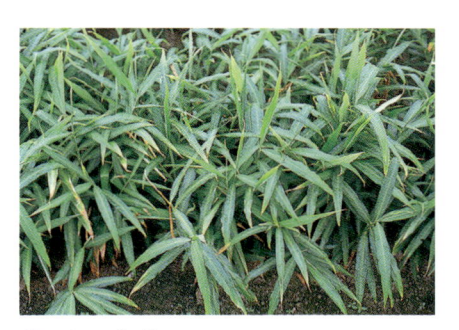

63. ショウガ

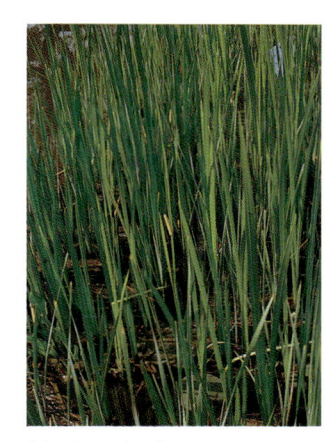

64. ショウブ

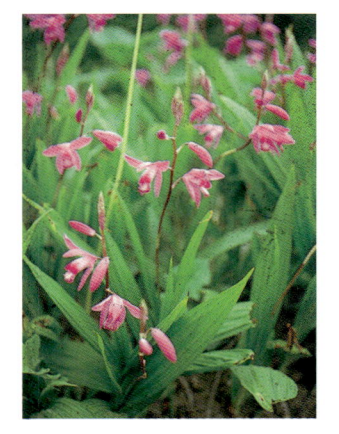

65. シラン

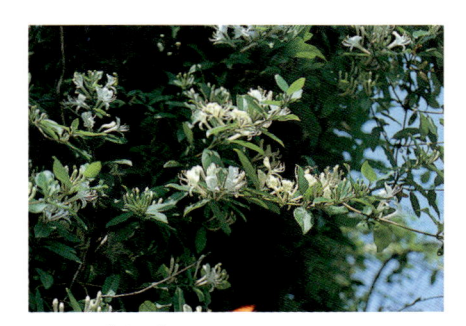

66. スイカズラ

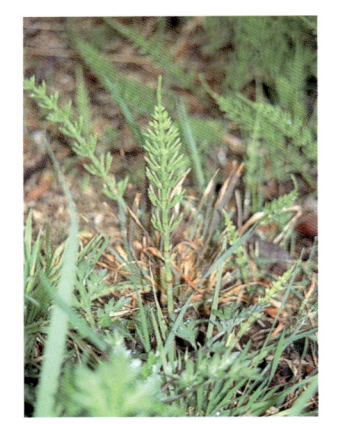

67. スギナ

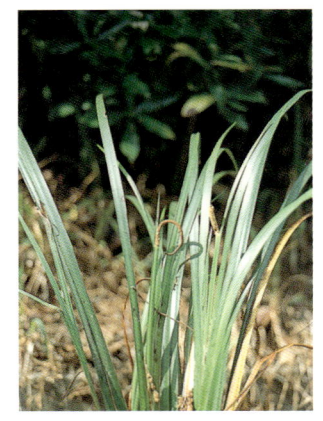

68. セキショウ

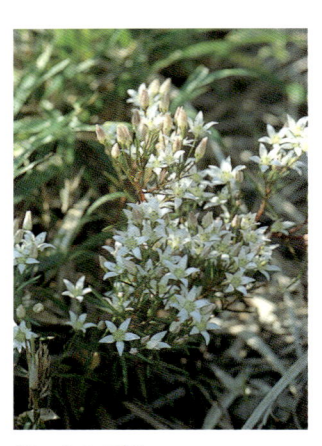

69. センブリ

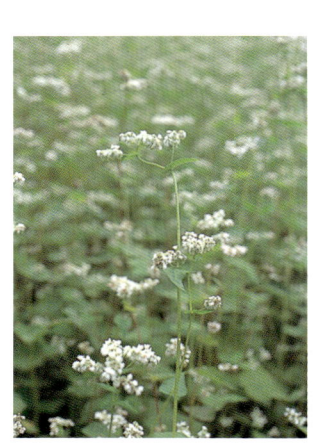

70. ソバ

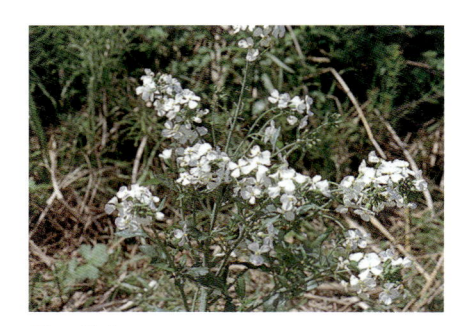

71. ダイコン

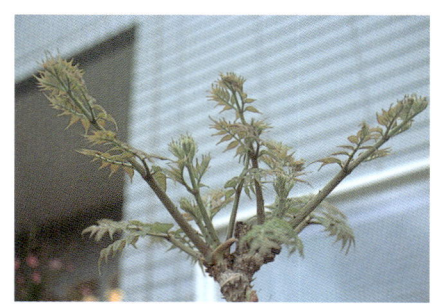

72. タラノキ

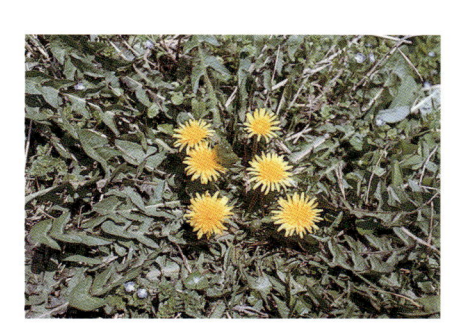

73. タンポポ

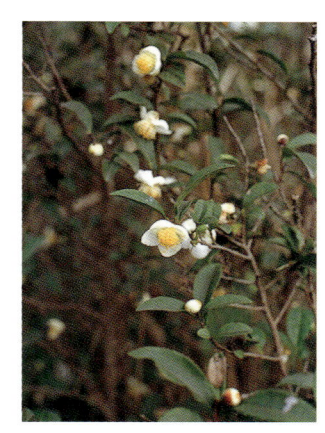

74. チャ

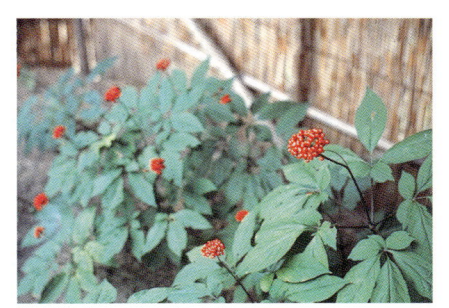

75. チョウセンニンジン

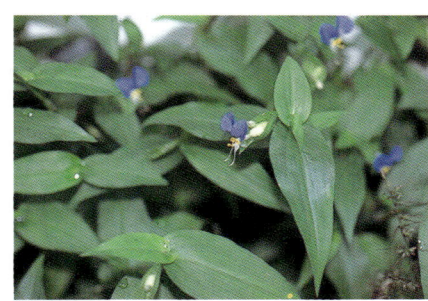

76. ツユクサ

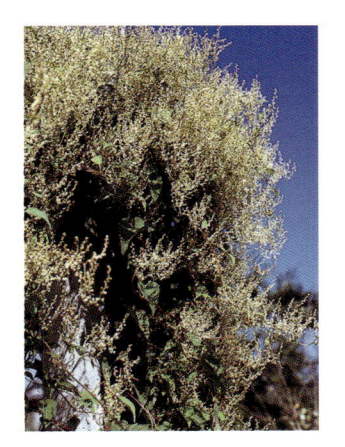

77. ツルドクダミ

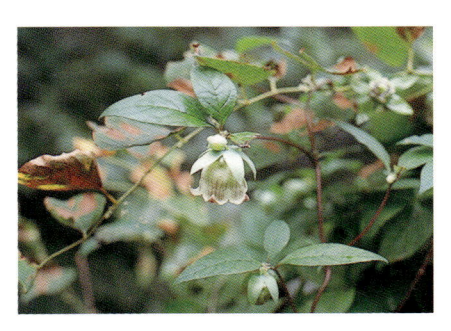

78. ツルニンジン

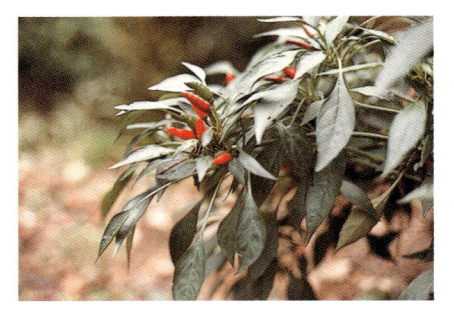

79. トウガラシ

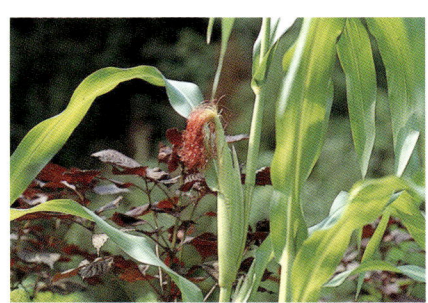

80. トウモロコシ

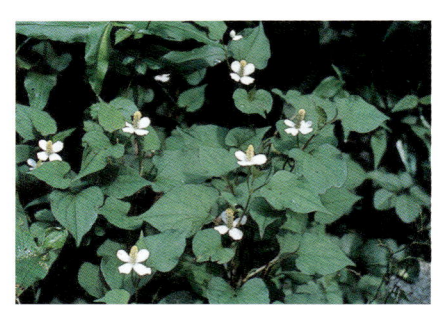

81. ドクダミ

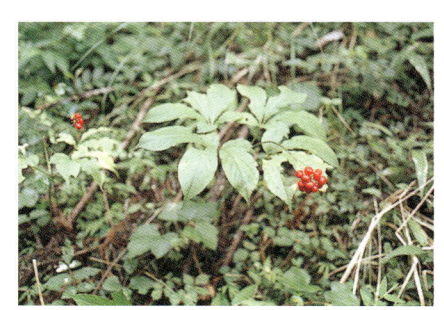

82. トチバニンジン

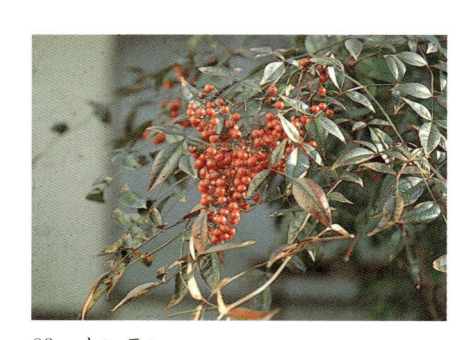

83. ナンテン

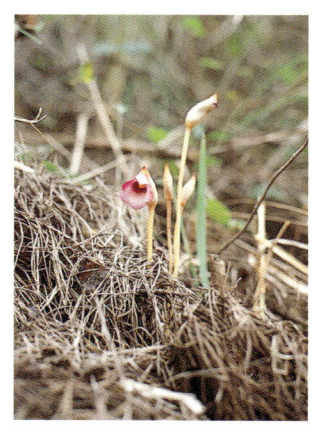

84. ナンバンギセル

85. ニラ

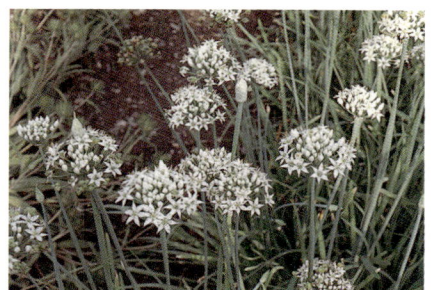

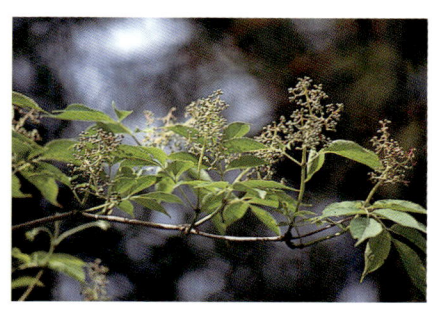

86. ニワトコ

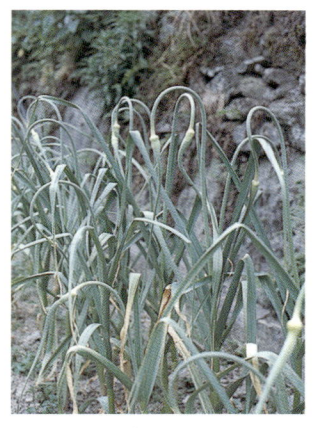

87. ニンニク

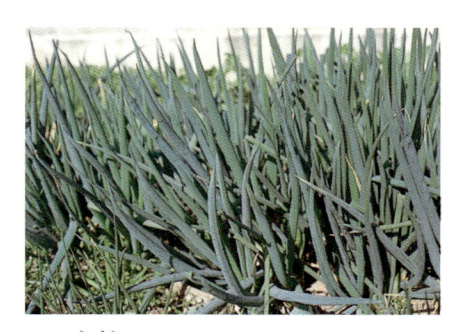

88. ネギ

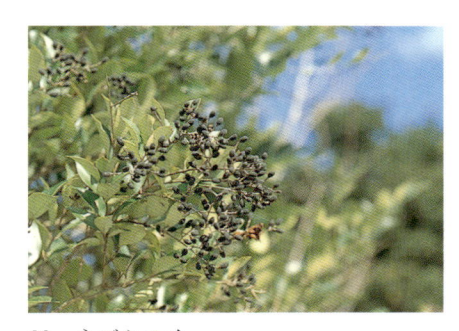

89. ネズミモチ

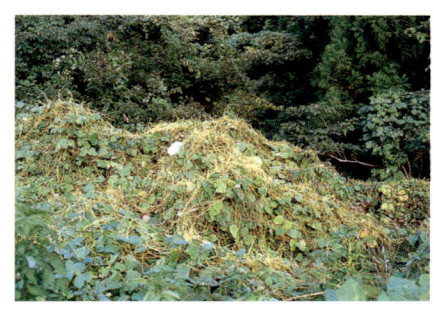

90. ネナシカズラ

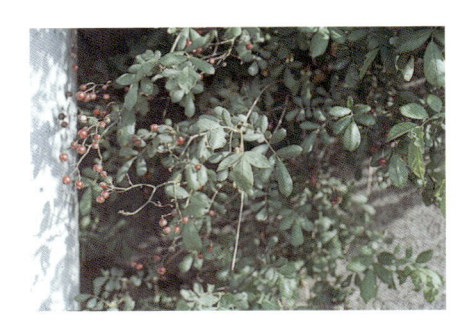

91. ノイバラ

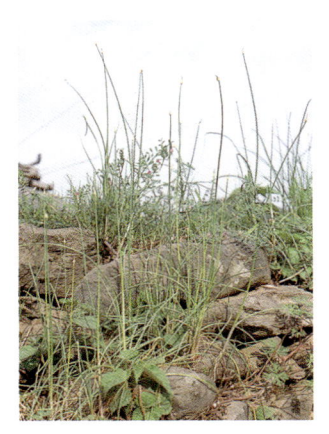

92. ノビル

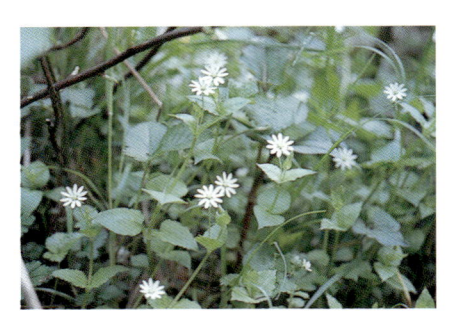

93. ハコベ

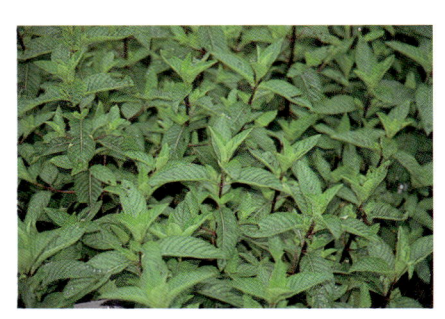

94. ハッカ

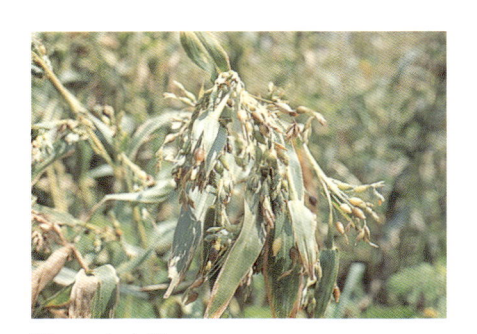

95. ハトムギ

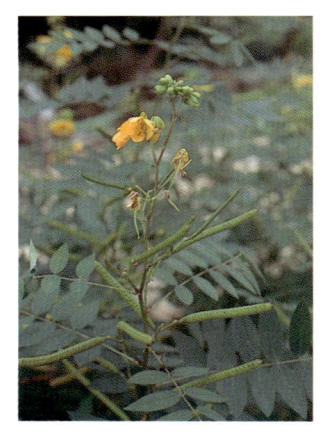

96. ハブソウ

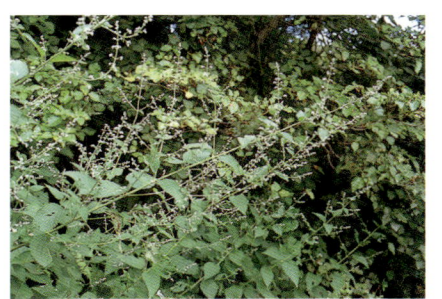

97. ヒキオコシ

98. ヒヨドリジョウゴ

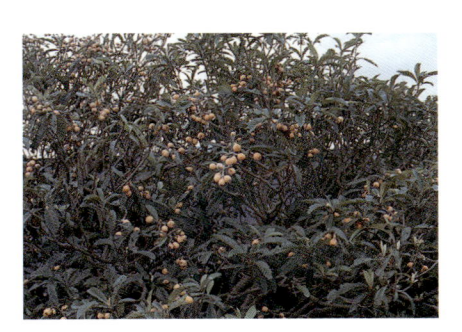

99. ビワ

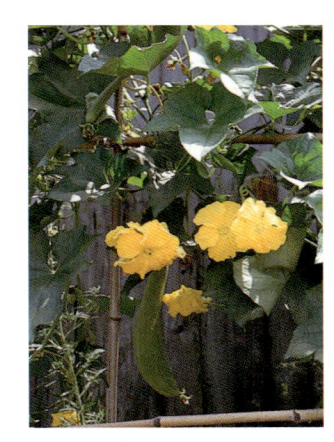

100. ヘチマ

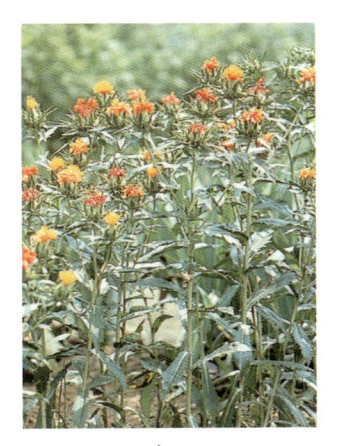

101. ベニバナ

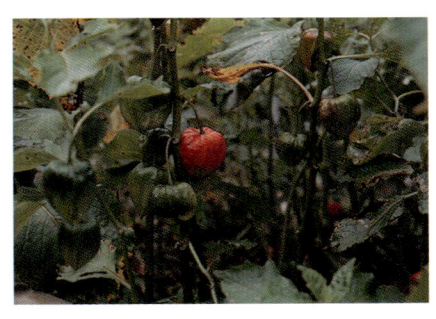

102. ホオズキ

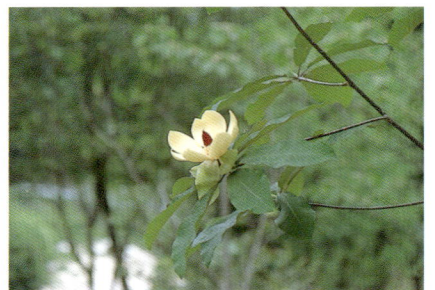

103. ホオノキ

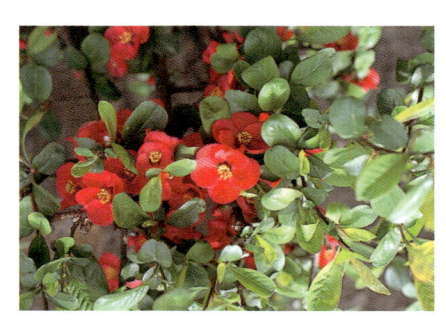

104. ボケ

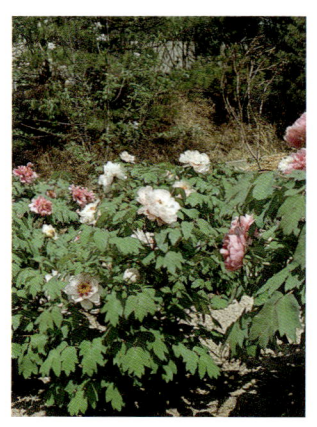

105. ボタン

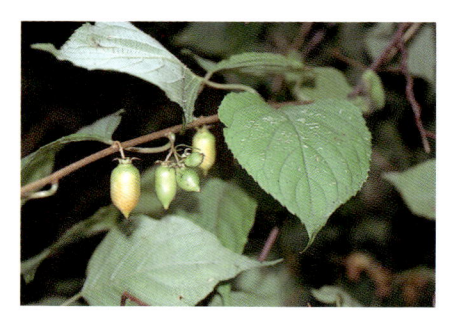

106. マタタビ

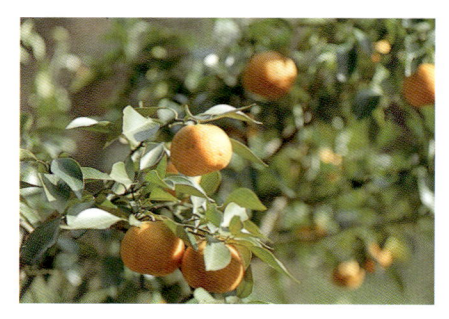

107. ミカン

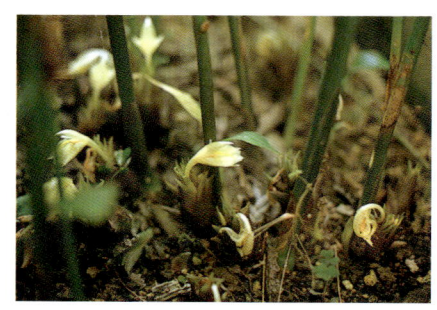

108. ミョウガ

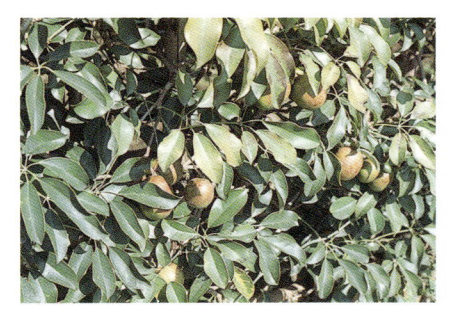

109. ムベ

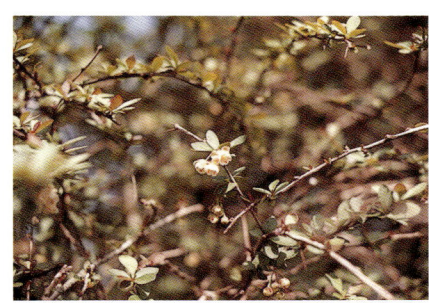

110. メギ

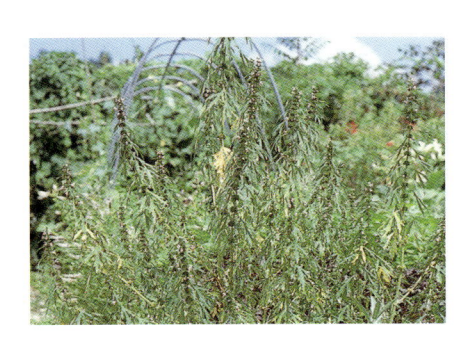

111. メハジキ

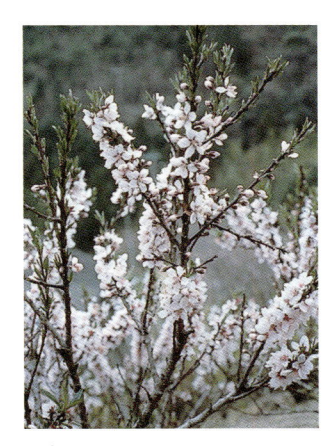

112. モモ

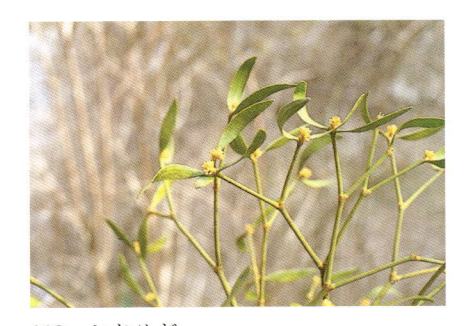

113. ヤドリギ

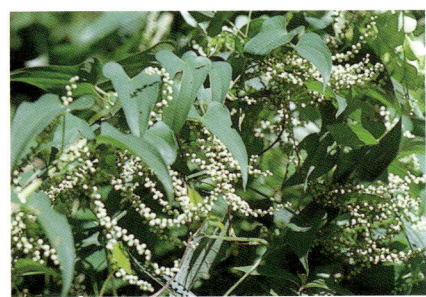

114. ヤマノイモ

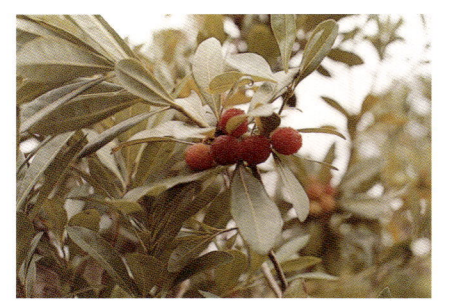

115. ヤマモモ

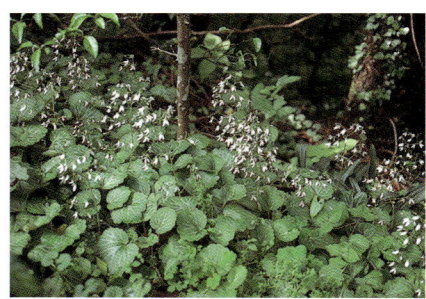

116. ユキノシタ

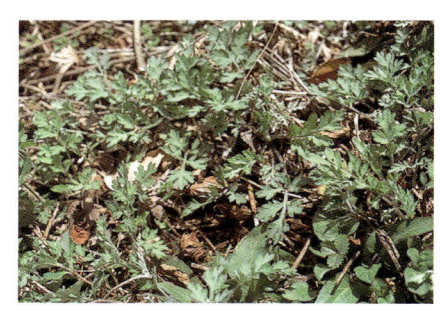

117. ヨモギ

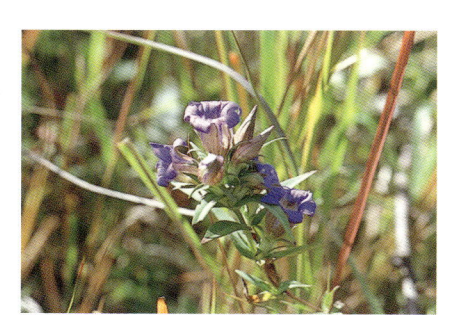

118. リンドウ

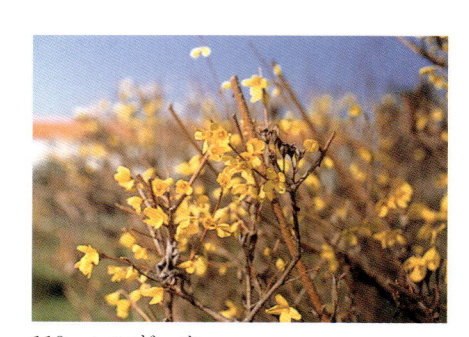

119. レンギョウ

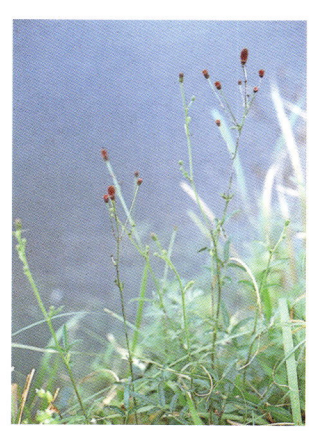

120. ワレモコウ

第 5 章　薬用酒，健康酒

　酒，すなわちアルコール発酵は，人類の出現とともに発見されたといっても過言ではない。洋の東西を問わず，その地域に相応した植物の糖類を糖分にかえて，それをアルコールに変換したもので，多種多様の酒が存在する。それらの酒は嗜好品としてばかりでなく，古くは宗教的，医学的な用途も少なくなかったものと考えられる。

　薬用酒に関しては，『本草綱目』（中国の李時珍著，1578年）という有名な薬学書に，酒という項目で掲載されている。古くから酒のアルコール分によって薬草の成分を抽出し，それにより各種の疾病を治そうとしたものである。最もポピュラーな薬用酒は，先のアズキの項で述べた正月元旦の屠蘇酒だろう。これは中国の魏の名医，華陀によって発見された処方である。各種の生薬類を酒に入れ，煎じて元旦に飲むと，1年間無病であるといわれてきた。また，『本草綱目』には酒を加えて薬酒を作る方法の他に，薬草類に麹を加え，発酵して酒とする記載も少なくない。しかし，現在では発酵をともなうものは酒税法のコントロールを受けるので，ホワイトリカーを用いる方法が主流となっている。

　通常，薬草は煎じて服用するが，これに比べて薬用酒，健康酒の特徴は，一度に長期間分仕込むことが可能で，また，保存がきき，服用法も極めて簡単である。さらに，薬草の成分の効果に加えて，アルコールの作用もプラスして働くことが多いものと考えられる。また，薬草類の原料を，目で楽しみながら服用できる点も見逃せない。ただし，保存場所としてかなりの場所を

とり，アルコール分を受け付けない人や子供には不適当である。第4章の薬草各論でも酒の印がついた，多くの薬草がとりあげられているが，本章ではそれらをサマライズする意味でまとめた。詳しい薬効については第4章を参照されたい。以下，薬用酒，健康酒の作り方，服用方法，薬効などについて簡単に述べる。

(1) 原　酒

　薬草類の有効成分の他に色，臭，香り，味などがそのまま抽出可能な35度のホワイトリカー（焼酎），特に純アルコール分のみからなる甲種が最適である。その他に，清酒，ウイスキー，ブランデー，ジンなども使用することは可能だが，薬草を五感で楽しみながら飲用するという点では，いずれもホワイトリカーに劣る。

(2) 甘　味　料

　甘味として，一般に氷砂糖が用いられるが，家庭用の砂糖でも変わらない。また蜂蜜だと一層まろやかな甘味となる。しかし糖度は好みによって調製するのが好ましく，最小限度にとどめ，飲むときに加えるのが良いであろう。また，糖分の取り過ぎが心配な糖尿病や肥満の人には，ステビア（キク科の多年草で，葉や茎に砂糖の300倍ともいわれるステビオサイドやレバルノサイド等の甘味成分を含有）の抽出エキスや乾燥葉を加えるのも一つの方法といえる。その他に，甘草も甘味源として使用することが可能である。

(3) 材料と熟成，保存法

　材料は，花，果実，種子，茎，樹皮，根など多種多様である。そのため採取部位，採取時期に制限があるので，それぞれに最適な採取を行う必要がある。

　材料は水洗い後，よく水を切るか水をふき取り，新鮮なものを漬け込む。少なくとも3ヵ月間は冷暗所に保存し，材料は取り出すことなく，目で楽しみながら飲用する。大びんに漬け込んだものは，小さなびんに小出しして飲用する方が，香りが消えたり，味が変わったりする心配がない。

(4) 一般的な服用法

　薬酒だから多く飲めば効果が上がるだろうと考えるのは間違いである。思わぬ副作用があるものも少なくない。例えばチョウセンニンジン酒は高血圧の人にとっては血圧を上昇させるため，多量の飲用はさけるべきである。また，イカリソウ酒なども，適量を超えると不眠をひきおこすことが知られている。そのため適量を超えることなく服用すべきである。

　以下よく用いられる薬酒，健康酒について簡単に述べる。

(5) よく用いられる薬用酒，健康酒

アロエ酒

材料：キダチアロエの葉 500 g，レモン 5 個，砂糖 200 g，ホワイトリカー 1.8 ℓ。

作り方：アロエの葉は 2～3 cm の幅に切り，レモンは輪切りにして入れ，半年間熟成後，服用する。

薬効：健胃，十二指腸潰瘍，便秘等に 1 日 2 回，1 回量 10～20 ㎖ を服用。

アンズ酒

材料：アンズ 1 kg，砂糖 200 g，ホワイトリカー 1.8 ℓ。

作り方：果実を水洗い後，10～15 個の果実から種子を取りだし一緒に漬け込み，約 3 ヵ月後から飲むことができる。

薬効：健胃，食欲増進，風邪の予防に 1 日 2 回，1 回量 10～20 ㎖ を服用。

イカリソウ酒（仙霊脾酒）

材料：刻んだイカリソウ 200～300 g，砂糖 200 g，ホワイトリカー 1.8 ℓ。

作り方：各材料を漬け込み，2～3 ヵ月間保存後に服用。

薬効：1 回 20 ㎖ を 1 日 2 回服用する。強壮，強精薬。

ウコギ酒（五加皮酒）

材料：ウコギの樹皮 200 g，砂糖 200 g，ホワイトリカー 1.8 ℓ。

作り方：樹皮を小さくくだいて漬け込み，2 ヵ月間冷暗所で保存。

薬効：強精，強壮薬として，1日2回，1回量10〜20 mℓ 服用。

ウメ酒
材料：青梅1 kg，砂糖200〜500 g，杏仁（アンズの種子）50 g，ホワイトリカー1.8 ℓ。
作り方：青梅を水洗い後，水を切り，他の材料と共に漬け込み，密栓して冷暗所に保存する。3ヵ月以降なら熟成するが，なるべく長期間保存した方がまろやかになる。
薬効：食欲増進，整腸，下痢，暑気当りに有効である。

オケラ酒（朮酒）
材料：表皮を取り除いたオケラの根茎180〜200 g，ホワイトリカー1.8 ℓ。
作り方：各材料を漬け込み，冷暗所で3ヵ月以上保存して熟成される。
薬効：1回量20 mℓ，1日2回服用すると，健胃，駆風薬として，また筋肉や骨の痛みをやわらげる。

チョウセンニンジン酒（人参酒）
材料：チョウセンニンジンの生根150〜200 g，砂糖200 g，ホワイトリカー1.8 ℓ。
作り方：チョウセンニンジンの根は水洗い後水を切りそのままで漬け込み，1〜2ヵ月以上保存して服用。1日2回，1回量10〜20 mℓ。
薬効：強壮，疲労回復。

カリン酒
材料：黄色に熟したカリン600 g，砂糖200 g，ホワイトリカー1.8 ℓ。
作り方：水洗いした果実は水をよく切り，3〜4つに輪切りにする。他の材料を加え3ヵ月以上保存。
薬効：疲労回復，暑気当り，せき止め，喘息などに効果がある。1日2回，1回量10〜20 mℓ を服用。

キク酒（菊花酒）
材料：新鮮な菊の花200〜300 g，砂糖200 g，ホワイトリカー1.8 ℓ。
作り方：花は水洗いすることなく，布で軽くぬぐい埃を除去する。各材料を漬け込み，密栓して1〜2ヵ月間保存する。
薬効：昔から不老長寿の薬酒として知られており，疲労回復，頭痛，めまいに効果がある。

クコ酒
材料：乾燥したクコの実200 gまたは新鮮なクコの実600 g，砂糖200 g，ホワイトリカー1.8 ℓ。
作り方：生のクコの果実は水洗い後水切りをし，砂糖とホワイトリカーを加え漬け込み，3ヵ月以上保存し，服用する。
薬効：強壮，疲労回復，動脈硬化予防などに効果的である。

クマザサ酒
材料：クマザサの葉100枚，レモン4個，砂糖200 g，ホワイトリカー1.8 ℓ。
作り方：クマザサの葉は水洗い後水をよく切り，レモンを適当な輪切りにする。材料を漬け込み，3ヵ月間冷暗所で保存する。
薬効：1日2回，1回量20 mℓを服用すると，胃もたれ，利尿，口渇などに効果がある。

コンブ酒
材料：コンブ200 g，ホワイトリカー1.8 ℓ。
作り方：コンブは布巾で砂などを除去し，2〜3 cmの長さに切り，砂糖を加えて漬け込み，6ヵ月間保存する。
薬効：高血圧予防に効果がある。

サネカズラ酒（南五味子酒）
材料：サネカズラの新鮮果実400 g，砂糖200 g，ホワイトリカー1.8 ℓ。
作り方：材料をビンに漬け込み，冷暗所に保存し，3ヵ月以降から服用す

る。
薬効：1日2回，1回量20 mℓを服用すると強壮，鎮咳の効果がある。

サフラン酒
材料：サフラン20 g，砂糖200 g，ホワイトリカー1.8 ℓ。
作り方：材料をビンに漬け込み，1〜2ヵ月間保存する。
薬効：1日2回，1回量20 mℓ。生理不順，生理痛などの婦人病全般，不眠等に効果がある。

サンシュユ酒（山茱萸酒）
材料：乾燥したサンシュユの果実200 gまたは新鮮な果実400 g，砂糖200 g，ホワイトリカー1.8 ℓ。
作り方：新鮮な赤熟した果実は水洗い後水を切り，乾燥品はそのまま，砂糖とともに漬け込み，2〜3ヵ月保存する。
薬効：1日2回，1回量20〜30 mℓ。強壮，疲労回復。

シイタケ酒
材料：乾燥シイタケ50 g，または生シイタケ200 g，レモン5個，砂糖200 g，ホワイトリカー1.8 ℓ。
作り方：シイタケは水洗いして完全に水を切り，レモンは輪切りにして漬け込み，3ヵ月以上保存する。
薬効：1日2回，1回量20〜30 mℓ。抗コレステロール作用。

ジオウ酒（地黄酒）
材料：アカヤジオウまたはカイケイジオウの新鮮根茎（生地黄）500 g，または乾燥した根茎200 g，砂糖200 g，ホワイトリカー1.8 ℓ。
作り方：新鮮な地黄は水洗い後水を切り，乾燥した地黄はそのまま，砂糖とともに漬け込み，冷暗所に2ヵ月以上保存する。
薬効：1日2〜3回，1回量20 mℓを服用する。虚弱体質の改善，疲労回復，強壮。

シソ酒（紫蘇酒）

材料：新鮮なシソの葉 300 g，砂糖 200 g，ホワイトリカー 1.8 ℓ。

作り方：シソの葉は水洗いし，1 枚ずつ布で水をふきとる。砂糖を加え，ホワイトリカーで漬け込み，2 ヵ月以上保存する。

薬効：1 日 2 ～ 3 回，1 回量 20 ㎖ 服用。健胃，精神安定作用。

ショウガ酒（生姜酒）

材料：ひねショウガ 400 g，または乾燥した細切ショウガ 20 ～ 40 g，砂糖 200 g，ホワイトリカー 1.8 ℓ。

作り方：ショウガは水洗い後，水を切り，薄く切ってまたは，細切して乾燥したショウガはそのまま，砂糖を加えて漬け込む。3 ヵ月以上保存して熟成させる。

薬効：1 日 2 回，1 回量 10 ～ 20 ㎖ 服用。健胃，駆風，整腸作用や風邪のひきはじめの発汗作用。

ジャノヒゲ酒（麦門冬酒）

材料：乾燥した根茎 200 g，砂糖 200 g，ホワイトリカー 1.8 ℓ。

作り方：材料を漬け込み 6 ヵ月以上冷暗所で保存する。

薬効：1 日 2 回，1 回量 20 ㎖ を服用する。強壮，咳止め，去痰に効果がある。

ダイダイ酒（橙皮酒）

材料：ダイダイ 3 個，砂糖 200 g，ホワイトリカー 1.8 ℓ。

作り方：果実を水洗い後よく水を切り，輪切りにして漬け込む。2 ヵ月保存後，服用する。

薬効：1 日 2 回，1 回量 20 ㎖ を服用する。健胃薬として，また風邪の時にも効果がある。

タラノキ酒（五加皮酒）

材料：樹皮 300 g，ホワイトリカー 1.8 ℓ。

作り方：乾燥樹皮をホワイトリカーに漬け込み，3 ヵ月以上保存し服用す

る。
薬効：1日2回，1回量20 mℓを服用。糖尿病，健胃に効果がある。

トウキ酒（当帰酒）
材料：トウキの乾燥した根茎（当帰）200 g，砂糖200 g，ホワイトリカー1.8 ℓ。
作り方：材料を漬け込み，2～3ヵ月保存後服用する。
薬効：1日2回，1回量20 mℓ。更年期障害，婦人病，肩こり。

トチバニンジン酒（竹節人参酒）
材料：トチバニンジンの生根300 g，砂糖200 g，ホワイトリカー1.8 ℓ。
作り方：根茎をていねいに水洗い後，水を切りそのまま漬け込む。3ヵ月以上保存し服用する。
薬効：1日2回，1回量20 mℓ。強壮，健胃，去痰。

ナツメ酒（大棗酒）
材料：乾燥ナツメ300 g，砂糖100 g，ホワイトリカー1.8 ℓ。
作り方：ナツメの果実はそのまま漬け込み，6ヵ月以上保存して服用する。
薬効：1日2回，1回量20 mℓ。滋養，強壮。

ナルコユリ酒（黄精酒）
材料：乾燥根茎200 g，砂糖200 g，ホワイトリカー1.8 ℓ。
作り方：材料を漬け込み，3～4ヵ月保存し服用する。
薬効：1日2回，1回量20 mℓ。滋養，強壮。

ニンニク酒
材料：ニンニク500 g，レモン2個，砂糖200 g，ホワイトリカー1.8 ℓ。
作り方：ニンニクは外皮を除き，小鱗茎に分け，レモンは輪切りにし，砂糖を加えて漬け込む。6ヵ月以上保存し服用する。
薬効：1日1回，1回量20 mℓを寝る前に服用。疲労回復，健胃，不眠，冷え症，脂質代謝等に効果がある。

ネズミモチ酒（女貞子酒）
材料：乾燥果実200ｇ，ホワイトリカー1.8ℓ。
作り方：材料を漬け込み，6ヵ月間保存後服用する。
薬効：1日3回，1回量20㎖を服用し強壮の効果がある。

ハトムギ酒（薏苡仁酒）
材料：外皮を除いたハトムギ（薏苡仁）300ｇ，砂糖200ｇ，ホワイトリカー1.8ℓ。
作り方：材料を漬け込み，半年以上保存し服用する。
薬効：1日2回，1回量20㎖。滋養，強壮，健胃。

ヒナタイノコズチ酒（牛膝酒）
材料：ヒナタイノコズチの乾燥根茎200ｇ，砂糖200ｇ，ホワイトリカー1.8ℓ。
作り方：材料を漬け込み，約3ヵ月冷暗所で保存し熟成させる。
薬効：1日2回，1回量20㎖を服用すると，神経痛，リウマチの痛みをやわらげ筋骨を強くし，また，月経不順に効果がある。

ビワ酒（枇杷酒）
材料：果実1kg，砂糖200ｇ，ホワイトリカー1.8ℓ。
作り方：果実を水洗いし，水を切ってから漬け込み，3ヵ月保存して服用する。
薬効：1日2回，1回量20㎖。疲労回復，食欲増進。

ベニバナ酒（紅花酒）
材料：ベニバナ150ｇ，砂糖200ｇ，ホワイトリカー1.8ℓ。
作り方：ベニバナに砂糖を加え，さらにホワイトリカーを加えて冷暗所で1～2ヵ月間保存し服用する。
薬効：1日2回，1回量20㎖。更年期障害，冷え症，通経など，婦人薬としての効果がある。

ボケ酒（木瓜酒）
材料：果実1 kg，砂糖200 g，ホワイトリカー1.8 ℓ。
作り方：果実を水洗いし，水を切ってから漬け込み，3ヵ月保存して服用する。
薬効：1日2回，1回量20 mℓ。疲労回復，暑気ばらいなどに効果がある。

マタタビ酒（木天蓼酒）
材料：虫の入ったマタタビの乾燥果実（木天蓼）200 g，または生の果実600 g，砂糖200 g，ホワイトリカー1.8 ℓ。
作り方：乾燥果実はそのまま，生の果実は熱湯につけ中の虫を殺し，水を切って漬け込む。3ヵ月間保存後，服用する。
薬効：1日2回，1回量20 mℓ。冷え症，神経痛，痛風などの鎮痛，また，昔から中風の薬とされている。

マツバ酒
材料：新鮮なアカマツの葉300 g，砂糖200 g，ホワイトリカー1.8 ℓ。
作り方：葉を水洗い後，小さく切って漬け込む。3ヵ月以上保存して服用する。
薬効：1日2回，1回量20 mℓ。高血圧，中風の予防。

ミカン酒
材料：ミカン10個，砂糖200 g，ホワイトリカー1.8 ℓ。
作り方：水洗い後，半分は皮を除き，半分は皮付きのままで漬け込む。2～3ヵ月保存し服用する。
薬効：1日3回毎食前，1回量20 mℓ。健胃，発汗作用があり，風邪に効果がある。

ヤマノイモ酒（山薬酒）
材料：乾燥した根（山薬）200 g，砂糖200 g，ホワイトリカー1.8 ℓ。
作り方：根は小さく刻み，砂糖とともに漬け込み，3ヵ月以上保存する。
薬効：1日2回，1回量20 mℓを服用。滋養，強壮。

コラム3

お　茶

　最も身近な嗜好品はお茶ではなかろうか。ただし一口にお茶と言っても民族によって様々な種類の植物をお茶として飲用している。中には毒成分を含むと考えられている種，例えばツツジ科のシャクナゲに近い種なども含まれているので世界は広いと感じられる。日本でお茶と言えば緑茶，紅茶，ウーロン茶，ジャスミン茶，ハーブ茶などで，いずれも葉っぱを熱湯で抽出して飲むことを想像するであろう。ところが世界には様々なお茶の利用方法がある。概して漬け物として食べる場合が多い。筆者もタイ北部の中国との国境に近い少数民族の村で瓶に漬けられたお茶の葉を口にしたことがあるが，大変酸っぱくて決して美味しい代物ではなかった。さらに後日ひどい下痢に襲われた。原因はあの酸っぱい茶の漬け物だったように記憶している。

　嗜好は民族により様々で，また長い間につちかわれた慣れもあるように思われる。それではお茶の飲用は何を目的にしているのであろうか。一つの要因はカフェインにあると考えられている。すなわちカフェインの覚醒作用を期待するものである。続けて飲んでも害がない覚醒作用物質と言えばカフェインだけである。茶は現代では，カフェイン飲料として世界でもっとも重要なものである。カフェインは葉に含まれており，市販の茶には通常2％から最高4％近くもある。

　チャの原産地は中国である。古代には，四川，雲南，貴州の暖帯な降雨林に野生していたのであろう。日本では九州の山地に野生しているという説もあったが，これは中国から導入したものが野生化したものであるとの見方が強い。事実チャの野生化は日本各地の温暖な山中でよく見かける。

　陶弘景は『神農本草経』の苦菜のところで，茶が人を眠らせないことを書いている。また，隋の文帝（在位581〜604年）の頃に，仏僧が茶の葉を煮て，頭痛に悩んでいた文帝にすすめたことが伝えられている。このように，茶は古くから薬用として，また飲み物として中国の知識人の間で嗜まれていたことが分かる。さらに時代が進み，文化の栄えた唐の時代になると広く嗜好飲料として用いられるようになった。この時代から茶に税金がかけられるようになっていることからも，この事実が窺えよう。

お茶の薬理活性成分

　抗酸化作用という言葉を耳にされた方も少なくないと思う。すべての動物は食物を食べ酸素を吸って呼吸している。この間に色々な過酸化物や活性酸素と呼ばれる酸素の誘導体が発生する。これらが血管壁や様々な臓器の細胞の中の脂質，たんぱく質，酵素，遺伝子等に対して悪さをする。このことによりガン，腎不全，心筋梗塞，脳卒中等の生活習慣病や老化に関連した病気が引き起こされるものと考えられている。従って体にとってよくない過剰の過酸化物や活性酸素を体内から取り除くことが必要である。ではどのような成分が抗酸化作用を持っているのであろうか。一般にはポリフェノールと言われているフラボンやアントシアン，カテキン，また，ビタミン類等植物に含まれる成分が重要な役目を担っている。ここではお茶のポリフェノールを中心に考えてみたい。

　日本のお茶の主産地の一つである静岡県の川根地区の住民はお茶をよく飲む習慣がある。そこでお茶をよく飲むグループとそうでないグループについて疫学調査が行われた。その結果この地区のお茶をよく飲む人たちの胃ガンによる死亡率が極めて低いことが明らかとなった。実に全国平均の20％前後の発症率であった。この調査結果からお茶の成分に注目が集まり，お茶のポリフェノールであるタンニンの動物実験が進められてきた。

　お茶のタンニンをおおまかに分類すると，お茶本来の成分と二次的に変化して出来た成分がある。二次的に変化したタンニンは主として発酵過程により生じたものである。ここで言う発酵とは通常の微生物発酵とは異なる。すなわち生のチャの葉が含んでいる酸化酵素が働かなくなる状態まで熱をかけた緑茶の場合，タンニンにはなんら変化を生じることなく，葉緑素のグリーンのままである。ところが紅茶の場合は完全発酵と言われ，チャの葉を細かく切断し若干乾燥後，タイル床の上に20cm程敷き詰め，数回切り替えして2，3時間放置する。この間に酸化酵素が働いてタンニンの一部が反応して2分子が結合した色素へと変化する。最終的に完全に乾燥したものが紅茶である。

　紅茶の酸化反応の一部を示した。酸化の過程でカテキンが酸化を受けテアフラビンとなっている。これら酸化産物が紅茶の赤い色へと変身するのである。

　さて，タンニン（カテキン，エピカテキン，ガロイールカテキン，ガロイールエピカテキン等）の健康におよぼす作用は抗酸化作用を中心として以下のような活性が認められている。

① 血圧下降作用
② 抗腫瘍作用
③ 脂質代謝の改善
　　　血中中性脂肪の上昇を抑える
　　　血中コレステロールの上昇を抑える
　　　善玉コレステロールを上昇
　　　血中過酸化脂質の上昇を抑制
④ 虫歯予防

　お茶と健康については中国において，「茶寿」という言葉がある。草冠を二十とし，下を八十八と見立てて合計108歳を茶寿と言うそうである。米寿，卒寿，傘寿より更に長寿を祝う言葉として茶の字がつけられていることからも，お茶を飲むことにより健康を維持出来ることを先人たちが悟っていたことが窺える。このことからお茶は限りなく薬草に近い嗜好品と見ることが出来る。

第6章　スパイス（ハーブ）

　スパイス，すなわち香辛料は，薬草と同様に人類の誕生とともにその歴史が始まったといっても過言ではない。スパイスの使用は原始狩猟時代，肉の保存や臭み消しのため，また，香りや辛味をつけるために端を発したものと考えられている。スパイスの中でも特に香りが強くて，薬用にも供する草本をハーブスパイスと称し，最近ではたんにハーブと呼ばれ，親しまれている。本章ではハーブを中心に，その歴史や薬効について解説する。

(1)　スパイスの歴史

　原始時代から古代エジプトを経て，古代ギリシア時代になると，スパイスはたんに肉の臭み取りや香りつけ，また防腐剤の役目ばかりではなく，薬としての効能が発見されてきた。ディオスコリデスによって『マテリアメディカ』という薬学書が著されて，その中にハーブ類がリストアップされるに至った。一方，中国では漢方医学が集大成され，漢方医学の原典ともいえる『神農本草経』が著され，桂皮，丁字，山椒，生姜，陳皮などの多くのスパイス類が重要な生薬として解説された。

　当時，スパイスの主生産地であるモロッカ群島やセレベス島で採取された丁字や胡椒などは船積みされ，インド，セイロンを経由し，また，桂皮などが加わり，陸路，海路を経て，地中海沿岸の各都市に運ばれたため，金に匹敵するほどの貴重品であった。これらの貿易は回教徒の手にゆだねられ，15世紀頃まで続いた。この交易路はシルクロードとあいまって，東西の主要貿

易路に発展し，東端である日本にも伝えられた。このことは正倉院薬物（756年，薬物60種が収められ，昭和23年と平成6年の2度調査が行われた）の中に胡椒，肉桂，丁字が入っていることからも明らかで，スパイス類が貴重な薬物であったことを物語っている。

　14, 15世紀になると，ポルトガルの海洋進出に端を発し，スペイン，イギリスなども海洋交易路を開くべく進出し，ひたすらスパイスを求め続けた。17世紀になると，オランダが東インド会社を設立するに至り，スパイスの大貿易政策が展開され，現在に至っている。

　最近ではデパートの一角にスパイスのコーナーが設けられて，多種多様のスパイスが陳列されている。これらの多くは薬局，薬店や薬草店で販売されているものも少なくない。このことからも，スパイスが薬と深い関係にあることが理解できると思われる。

　スパイスは熱帯，亜熱帯に産するものが多く，通常温室以外での栽培は困難である。このため，自分で栽培，採取といった楽しみ方は出来ないが，スパイスの中でハーブスパイスは身近なものとなっているものが少なくなく，その苗や種子が販売されており，それらを入手し栽培増殖することが可能である。

(2) 薬草としてのスパイス

　スパイスは強い芳香性化合物を含むのが特徴の一つである。この香りの多くは，モノテンペル，セスキテルペンなどの精油成分によるものである。これら精油成分は芳香性健胃薬，矯臭薬になる他，局所麻痺作用，発汗作用を持っているものが多い。

　一方，辛味成分は成分的に大きくは5種類に分類される。その一つはトウガラシ，サンショウ，コショウに代表されるグループである。次がワサビ，カラシ，ダイコン，クレソン組で，次が生姜に代表されるショウガ科グループである。ニンニク，ネギ，タマネギのグループも違うジャンルの辛味を持っている。もう一つはタデ組である。それぞれの主な成分の化学構造を示したのが次の図である。

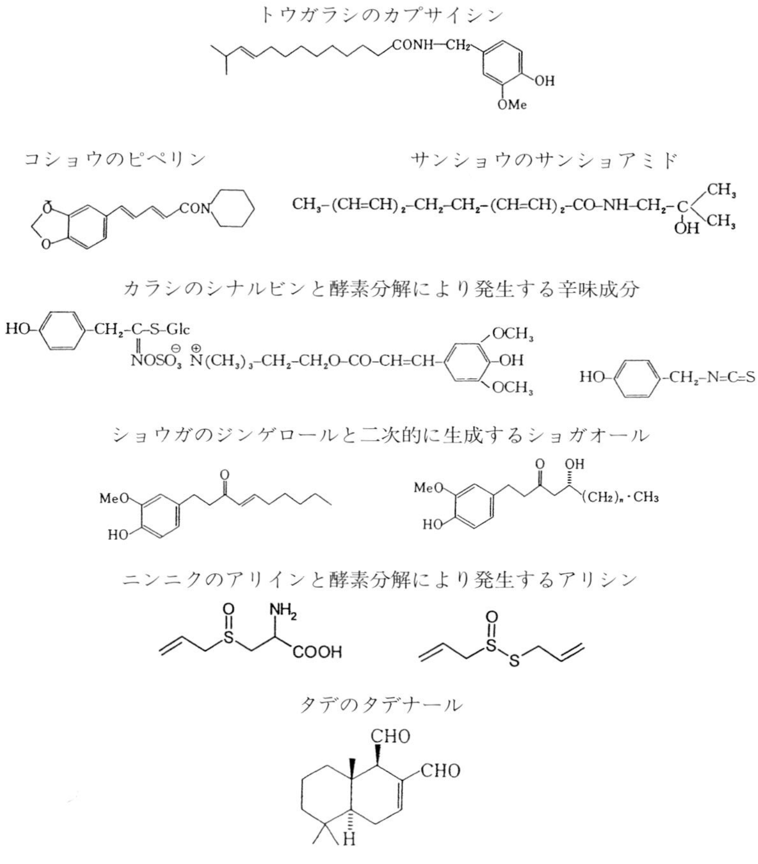

図1　食品の辛味成分

　これらの辛さは民族によって得手不得手があるようで，日本人の好きなワサビの強烈な辛さは欧米人にはあまり好まれないようである。反対に同じグループの辛さで，洋カラシは我々にはちょっぴり物足りなさがある。これらの辛味成分は強い抗菌作用の他に，消化液の分泌を助け健胃薬となる。体を温める作用やまた，局所の刺激によって熱を下げる働きなどがあり，重要な薬草でもある。辛味性スパイスを塩梅よく取り入れて豊かな食生活としたいものである。

また，着色料としての働きもスパイスとしての重要な役目の一つである。多くのものは赤～橙色を呈し，これらはカロチノイド類による色である。カロチノイドは体内で分解され，ビタミンAの供給源となり，また，抗酸化作用が強く，特に最近，トマトのリコピンと名付けられたカロチノイドが最も活性が強いことが報じられ，これらのカロチノイドは健康維持には欠かせない成分の一つである。

　以上のような働きをするスパイスであるが，これらは色々と加工され，製品となっている場合も多い。一方，生スパイスとして，パセリ，ショウガ，ワサビなど，加工しないものをそのまま使用する場合も少なくない。しかし大部分は乾燥し，粉末にしたもので，これらを天然スパイスと称している。その他に，濃縮スパイス，コーティングスパイス，吸着スパイス，乳化スパイス，液体スパイス等があり，これらを薬用に使用するのが，より効果的と考えられる。以下主なスパイスについて概説する。

　アニス
　セリ科の1年草である。播種後2，3ヵ月後に，白い小さな花が傘状に咲く。葉の形は茎の上と下で異なり，上部は細い線状となるが，下部になるにつれて幅広くなり，根ぎわは切り込みのある半円状を呈する。全草が特有の芳香を発する。花が終わって数週間後，実が茶色に変わりはじめた頃に刈り取り，日干しにした後，果実だけ集める。
　薬効：消化器官の刺激によって，消化不良，食欲増進などに効果的である。また，咳，喘息，気管支炎などにも効果がある。

　アンゲリカ（アンジェリカ）
　セリ科の多年草である。高さは2m以上にもなる。発芽2，3年で開花し，傘状に白い小花を開く。7，8月に開花し9月頃に結実する。果実は9月頃，根は11月頃に掘り取る。
　薬効：漢方薬に用いるトウキ（当帰）に近い植物で，鎮静，婦人薬として用いられる。手浴，足浴剤として，リウマチや冷え症に効果がある。

イノンド（ディル）

セリ科の1年草でウイキョウに似ているが，高さは1mくらいである。夏に淡緑色の花を傘状に多数開く。春に播種すれば8月頃に収穫できる。果実が黄褐色になり始めた時に刈り取り，日干しにし，落ちた果実だけを集める。主産地はインド，ハンガリー，オランダ，スペイン，アメリカ，ギリシアなどである。

薬効：芳香性健胃，駆風剤。

ウイキョウ（フェンネル）

セリ科の多年草である。1～1.5mの高さとなり，夏に黄色の花を傘状に開く。葉は小さい小葉で，全体から特有の芳香を放つ。種子が完熟する直前に採取し，陰干しにして保存する。

薬効：芳香性健胃，駆風整腸作用や利尿作用，鎮静作用が知られている。

ウコン（鬱金，ターメリック）

ショウガ科に属する熱帯産の多年草である。高さ1～1.5mに達する。葉は長柄を有し，大形で，30cmにもなり，長楕円形をしている。8～9月に穂状の白色～黄色花が咲く。根茎は黄色でサトイモに似た形をしている。主産地はインド，台湾，華南，ジャマイカなどであるが，わが国においても，広く栽培される。

薬効：芳香性苦味健胃剤，利尿剤となる他，利胆作用（胆汁の分泌促進）や抗酸化作用が強いクルクミンを含むので，肝臓疾患にも用いられる。黄色の色素はカレー，漬物などの黄色着色料として，その他染色料としても用いられる。

カラシ（マスタード，芥子）

アブラナ科の2年草である。4月頃，4弁の黄色の花をつける。花が散った後，さやが出来，その中に多数の種子が入っている。クロガラシ（ブラックマスタード），シロガラシ（ホワイトマスタード）がある。粉末に水を加えてかきまぜると酵素反応が起こり，あの辛味が出てくる。

薬効：カラシの粉末に水を加えて固めに練り，布に塗り，患部に貼る。リ

ウマチ，神経痛などの鎮痛薬となる他，肺炎の時に胸に貼れば鎮痛解熱作用が期待できる。

ショウズク（小豆蔻，カルダモン）

インドやガテマラ（中米）が産地の，ショウガ科に属する多年草で，高さは4mになる。完熟した果実の中に種子が15～18個含まれている。

薬効：芳香性健胃，駆風薬。

カルダモンの類似の生薬として，日本各地の樹林下に自生する，ハナミョウガがある。このものの種子を伊豆縮砂と称し，同様な薬効をもっている。

クミン（クミンシード）

イラン，トルコ，インドなどで生産される，セリ科の1年草である。5～6mmの種子を用いる。芳香と辛く焼きつくような味をもっている。

薬効：芳香性健胃，駆風薬。

ケイヒ（桂皮，シナモン）

クスノキ科の常緑樹である。産地によって各種ケイヒがある。コルク層を削り去った幹の皮を用いる。強い芳香性と甘味を呈し，多くの漢方薬処方に配合される。わが国の暖地に自生または栽培される品種はニッケイで，ヤブニッケイやクスノキなどとよく似ている。

薬効：芳香性健胃，駆風，発汗，解熱作用。

ゲッケイジュ（月桂樹，ローレル，ベイリーブス）

クスノキ科の常緑樹で，葉は革質で細長く，外側が波状になっている。雌雄異花で，黄色の小さな花を開く。葉は早朝に採取し，1枚1枚日陰でプレスしながら乾燥させる。主産地はギリシア，トルコ，フランス，ベルギー，メキシコなどで，わが国でも庭木として植えられている。

薬効：芳香性健胃。

コショウ（胡椒，ペパー）

コショウ科に属する常緑雌雄異株の蔓性植物である。インド，シンガポー

ル，インドネシアなどの熱帯地方で栽培される。房状についた果実が赤く熟した頃に採取し，日干しにしたものが黒胡椒で，果実にしわが多く，黒褐色をしている。白胡椒は，果実を水に浸し，果皮を軟化させて除去し，乾燥したものである。

　薬効：駆風，健胃，食欲増進作用の他に下痢止めにも用いられる。

サフラン（71ページ参照）

サルビア（セイジ，薬用サルビア）
　シソ科の多年草で，全体に灰白色の毛があるため，帯白緑色に見える。夏淡紫色の花を開く。夏に刈り取り葉を集めて陰干しにする。
　秋に赤い花が咲くヒゴロモソウをサルビアと呼ぶことがあるが，薬用にはならない。
　薬効：のどの痛みや歯根炎の時，うがい薬として鎮痛効果が期待される。

サンショウ（74ページ参照）

シソ（76ページ参照）

ショウガ（生姜，ジンジャー）
　ショウガ科に属する多年草。夏から秋に穂状で橙黄色の花が咲くが，熱帯原産のため日本での開花はほとんどみられない。
　薬効：駆風，健胃剤として，また，風邪の時，ミカンの皮と共に煎じるか，あるいはショウガだけをすりおろし，砂糖を加えて熱湯を注ぎ飲用すると，発汗とせき止めに効果がある。ショウガは多数の漢方薬に配合される重要な生薬の一つである（薬用酒の項参照）。

セリ
　セリ科の多年草である。川や溝の側に群生し，夏に白い小さな花を傘状に開く。
　薬効：全草を茹でて食べると，神経痛，リウマチの鎮痛に効果がある。

セロリ（セロリーシード）

セリ科の2年草。セロリの野生種から採取した種子である。播種した翌年の夏に小さな白い花を傘状につける。完熟前の種子を採取し，日干しにしたものである。

薬効：鎮静作用を有する。

タチジャコウソウ（タイム）

シソ科の多年草で，夏に淡紫紅色の花を穂状に開く。葉は対生で，小さい卵状である。花を付け始めた頃，茎の上部5 cmくらいを刈り取り陰干しにする。

薬効：抗痙攣，鎮吐，駆風，皮膚刺激作用があり，また，二日酔にも用いられる。

タラゴン（エストラゴン）

キク科の多年草で，無柄の葉をつけ，緑白色球形の花をつける。上部10 cmくらいの若い茎葉を採取し陰干しにする。

薬効：芳香性健胃。

チャービル（セルフィーユ）

セリ科の1年草。高さ30～60 cmくらいになる。葉は深く切れ込み，ニンジンに似ている。夏に白い花を傘状に開く。フランス，アメリカなどで生産されている。

薬効：芳香性健胃，肝臓が悪い時に用いる。

チョウジ（丁字，クローブ）

フトモモ科に属する常緑樹。花の蕾を乾燥したものである。蕾がピンクになり，長さ2 cmくらいに伸びた時に摘み取り，日干しにする。丁字は蕾が釘の形をしていることからつけられた名前である。モロッカ諸島，アフリカ東部が主産地である。

薬効：駆風による整腸作用や歯痛をやわらげる作用もある。

トウガラシ（蕃椒，レッドペパー）（93 ページ参照）

ニクズク（肉豆蔲，ナツメグ，メース）
　ニクズク科に属する雌雄異株の常緑樹である。インドネシア，スリランカ，東インド諸島が主産地である。熟した果実の果皮を取り除くと，深紅色の網状の仮種皮（メース，ニクズク花）に包まれた黒褐色の大きな果実がみられる。この黒褐色の種皮を除くと，中に 1 個の種子があり，これがナツメグである。
　薬効：刺激剤，駆風剤，下痢止めなどに使用する。なお，一度に小匙 1 杯以上服用すると幻覚作用を引き起こすことが知られている。

ニラ（98 ページ参照）

ニンニク（大蒜，ガーリック）（101 ページ参照）

ネギ（102 ページ参照）

バジル（バジリコ，スイートバジル，メボオキ）
　シソ科の 1 年草である。初秋に帯紫白色の花を穂状につける。花が開く前に根から 10 cm くらいの部分から刈り取り，乾燥する。最も古くから知られているハーブスパイスの一つである。フランス，ハンガリー，インドネシア，アメリカなどが主要な産地である。
　薬効：駆風，発汗作用がある。

パセリ
　セリ科の 2 年草。夏には抽苔して傘状の花を開く。
　薬効：食欲増進，利尿作用，解熱，生理不順などに効果がある。

ハッカ（薄荷，ペパーミント）（107 ページ参照）

パプリカ（甘唐辛子）
ナス科の1年草で，いわゆるピーマンの完熟果を採取し，乾燥させ粉末にしたものである。
薬効：健胃作用がある。またビタミンCを多く含んでいる。

ヒメウイキョウ（キャラウェイ，カールム）
セリ科の2年草。葉は細く，白緑色の小さな花を咲かせる。完熟果は脱粒しやすいので早目に収穫し，しばらく積んでおき，後熟させた後乾燥する。オランダ，ポーランド，デンマークなどが主産地である。ヨーロッパで，最も古くから親しまれてきたハーブスパイスの一つである。
薬効：芳香性健胃。

ホップ（16ページ参照）

マージョラム（マヨナラ，スイート・マジョラム）
シソ科の多年草。茎は方形で帯紫色の花を多数つける。フランス，ギリシア，メキシコ等が主産地である。夏に地上部を刈り取り，十分に乾燥させ，冷暗所に保存する。
薬効：芳香性健胃作用の他に，強い鎮静作用があり，不眠症などに効果がある。

ミカン（陳皮）（119ページ参照）

ラベンダー
シソ科の低木で，高さは30～90cmとなり，株全体に白い軟毛がはえており，細い葉が茎の節に群生する。夏に青色のいわゆるラベンダー色の美しい花が茎頂に輪生し，穂状となる。花が開いたら直ちに花穂を採取し，陰干しにする。乾燥後，花だけを落として集める。フランス，イギリスが主産地であるが，北海道でも栽培されている。なお，増殖は挿木が簡単である。
薬効：芳香性健胃剤として用いられる他に，喘息，インフルエンザ，肝臓，黄疸などにも用いられている。また，ローション，浴剤として打撲，捻挫な

どにも効果がある。

ローズマリー（マンネンソウ）

シソ科に属し，高さ1.5〜3mになる常緑小低木である。葉は革質で細く線形をしている。春から夏にかけて，青色の穂状の花が枝の先端に咲く。一般に挿木で増殖が可能で，2，3年目から葉の収穫ができるようになる。収穫した葉は，風通しのよい場所で陰干しにする。主産地はスペイン，フランス，ポルトガル，北アフリカなどである。

薬効：皮膚刺激，発汗薬となる。ヨーロッパでは神経衰弱などの興奮薬として，さらにその利尿作用によって，リウマチや痛風に，また鎮痙作用によって，不安神経症，不眠症，神経性頭痛などに，広く用いられている。

ワサビ（山葵）

アブラナ科の多年草。山地の渓流に自生または栽培される。葉の表面はつやがあり，フキの葉に似た形をしている。春先に花茎が伸びて，白い4弁の花を多数開く。

薬効：食欲増進のため，使用するときにおろして用いる。リウマチ，神経痛の時，布につけて患部にはる。

第 7 章　浴湯料（薬湯）

　温泉を医療に取り入れている国も少なくない。ヨーロッパではたいへん盛んで，特にハンガリーの温泉療法は有名である。写真左はハンガリーにある世界で最も大きな温泉で，人々は浮きぶくろを着けてゆっくりと運動を楽しんでいる。また街中にも古い温泉が多く，温泉療法が行われている（写真右）。一方，日本に目を向けると，日本各地には各種の鉱泉が湧き出し，世界に誇れる温泉国といえよう。これらの温泉には多種類の無機成分を多量に含有するものが多く，飲用によって各種の薬効が期待され，一種の天然薬湯といえる。しかし一般に薬湯といえば，草根木皮を風呂に入れて入浴したり，煎液で手浴，足浴を行い薬草の成分を皮膚から吸収してその薬効を期待する場合や，皮膚疾患を直接治療することを目的としている。日本で古くから親しまれてきた端午の節句のショウブ湯は，ショウブとヨモギを入れた代表的な薬湯の一つである。

　薬湯には全身浴と腰浴，手浴，足浴などの局部浴がある。日本では湯舟に

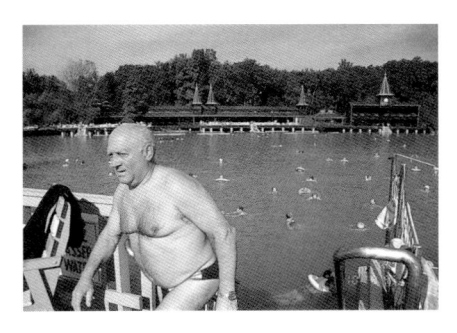

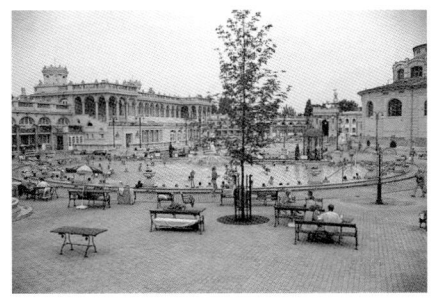

ゆったりつかるという習慣から，腰浴，全身浴がほとんどである。しかしヨーロッパなどでは手浴，足浴が多い。

全身浴，腰浴用薬湯の作り方：乾燥し細切りした薬草20～100ｇを布袋に入れ，ほうろう引きの鍋や土瓶で10分ぐらい煎じる。この煎液と布袋を入浴30分～1時間前に入れる。なお，薬草は1回ごとにかえるのが原則である。

手浴，足浴用薬湯の作り方：2ℓの湯を沸かし，火を止めてから5分おく。これに薬草を入れて手浴，足浴を行う。この湯は毎日あたためて1週間は使用できる。ただし，新しく薬草を加えず，沸騰させないこと。以下薬効別に述べる。

① アレルギー，蕁麻疹

エニシダ：1ℓの湯に花ひとにぎりを入れてつくり，1日2回手足を10分間つける。

ニンニク：1ℓのお湯に，小鱗茎3個を入れてつくり，朝夕1日2回，各10分間手足をつける。

サルビア（セイジ）：1ℓの湯に1つかみ半入れ，煎じてつくる。1日2回，朝夕手足を毎回10分間つける。

② 黄疸

クサノオウ：1ℓの湯に，かるくひとにぎりの干した茎葉を入れてつくり，1日に朝夕2回各10分間手足を浸す。関節炎，リウマチ，動脈硬化などにも効果がある。

タンポポ：1ℓの湯に，生の全草をひとにぎり入れてつくり，1日に朝夕2回各10分間手足を浸す。関節炎，耳鳴りにも効果がある。

③ かぶれ，あせも，湿疹，ただれ

カキドオシ（茎葉），クサギ（葉），サクラ（樹皮），モモ（葉）などをそれぞれ風呂に入れて，入浴する。

④ 関節炎，リウマチ，筋肉痛，打身，神経痛

アカメガシワ（葉），イチジク（葉），オトギリソウ（全草），スギ（葉），セキショウ（根茎），ニワトコ（葉，花），ハマボウフウ（根），ヨモギ（茎葉）などを，それぞれ風呂に入れて入浴する。

タチジャコウソウ（地上部）：1ℓのお湯に2～3にぎり入れ，1日朝夕

2回各10分間ずつ，手足を浸す。
　⑤　痔疾
　シキミ（葉），イチジク（葉），スイカズラ（全草）を風呂に入れて入浴する。ラベンダー（花）を1ℓの湯にひとにぎり入れ，1日2回手足浴をする。
　⑥　神経衰弱，ノイローゼ，不安神経症
　ハッカ（茎葉）：1ℓのお湯にひとつまみ入れ，手足浴を1日2回，1回10分行う。
　⑦　冷え症
　ミカン（果皮），ショウブ（根茎，葉）などを風呂に入れて入浴すると，皮膚を刺激し，体全体を温める。
　⑧　閉経期（更年期）障害
　サルビア（地上部）を風呂に入れて入浴する。
　⑨　めまい
　カミツレ（花）：1ℓの湯に半にぎりを入れ，手浴足浴を1日2回，各10分間行う。

第8章　毒草について

　薬草の中には毒草も含まれるといえば，不思議に聞こえるであろう．最初に述べたように，薬草の中には含有成分を抽出単離し，そのものを医薬品とするもの，部分的に化学修飾して薬品を合成するものや，特別な処理（修治）により減毒し，漢方薬に配合されるものなどが含まれる．これらの薬草は，作用の強い化合物を含んでいるために，治療効果が現れる量と中毒を起こす量のコントロールが難しく投与量を誤ると中毒症状を引き起こしかねない．こういう薬草を一般には毒草として扱っている．

　また，外用として用いる薬草で，内服すると毒性が強い薬草も少なくないので，用法を正確に把握する必要がある．毒草には，皮膚が接触してかぶれを起こすものや，内服したり誤って食べて中毒を起こすものがある．万一誤って内服し中毒を起こす危険のある場合は，迅速に毒物を稀釈または排除する必要があるので，多量の番茶や水を飲ませる．また，常備薬としての吐剤（例えば吐根シロップなど）があれば内服させて吐かせる．いずれにせよ，応急処置後なるべく早く医師の手当を受ける必要がある．その場合，誤って内服した植物を持参すると迅速かつ適切な処置（例えば解毒等の選択）に役に立つ．以下主な毒性と中毒などについて述べる．

ウマノアシガタ
　キンポウゲ科に属する多年草である．ミツバに似た葉をつけ，株全体に毛がはえている．初夏に，5弁の黄色い花が咲く．

プロトアネモニンを含んでいる。皮膚につけると赤く腫れ，水疱ができる。また，内服すると口内および胃が炎症を起こす。

オモト

ユリ科の多年草。山林の樹下に自生し，春に短くて太い花茎を出し，淡黄色の花を穂状につける。秋から冬にかけて赤い実を結ぶ。多数の栽培品種がみられ，根にロデキシンなどの強心配糖体を含んでいる。

大量に内服すると心筋の異常興奮が起こり，心臓麻痺を起こす。以前は強心配糖体製剤として，ロデアリンが使用されていたが現在では使用されない。

キツネノカミソリ

ヒガンバナ科の多年草。ヒガンバナが日当たりの良い地で生育するのに比べて，キツネノカミソリは樹林下の半日陰地で育つ。8月に長い花茎を出し紅橙色の美しい花が咲く。

鱗茎にリコリンなどのアルカロイドを含み，多量内服すると，嘔吐などを起こす。

キョウチクトウ

キョウチクトウ科に属し，街路樹や中央分離帯などに植栽されている常緑樹である。夏に紅色または白色の花が多数咲く。

葉にオレアンドリンその他の強心配糖体を含有する。これらの成分は以前，ネリオジン，フォリネリンなどの製剤となっていた。

多量内服すると心臓の異常興奮から心臓麻痺を起こす。

クサノオウ（白屈菜）

ケシ科に属する2年草。茎は中空で，50〜60 cmになる。切れ込みの多い葉をつけ，全株毛におおわれている。4月頃，4弁で黄色の花を開く。茎や葉を切ると橙色の汁が出る。

全草にケリドリン等のアルカロイドを含み，多量内服すると神経の麻痺がおこる。

なお，クサノオウのしぼり汁をたむしやいぼにつけたり，湿疹などに外用

し，また，薬湯にも用いられる（薬湯の項参照）。

シキミ

シキミ科に属する常緑樹。春，黄白色の花を開き，星型をした8個の果実がつく。この果実を日本産大茴香と称して薫香料とする。

果実，葉にアニサチン，プソイドアニサチンなどを含み，痙攣毒で，その他，呼吸興奮，血圧上昇などを起こす。

ジギタリス

ゴマノハグサ科に属する2年草。葉はヒレハリソウ（コンフリー）に似て，株全体に毛がはえている。5月に紅色，ピンク，白色などのホタルブクロに似た花を開く。鑑賞用としても植えられている。強心薬のジギトキシン等の原料である。

葉にはジギトキシンその他の強心配糖体を含み，内服によって心臓の異常興奮，不整脈，心臓麻痺を起こす（ボタニカルアートの項参照）。

スズラン

ユリ科に属する多年草である。比較的冷涼な地（中国地方が南限）に自生する。近年はドイツスズランの栽培品が多く出回っている。

根と根茎にコンバラトキシン等の強心配糖体を含み，多量に内服すると，心臓の異常興奮，心臓麻痺により死に至る。

チョウセンアサガオ，ダツラ，キチガイナスビ

ナス科に属する1年草。いろんな品種があるが，いずれもラッパ状の花を開き，トゲのある果実をつける。熟すと果皮が割れて，中から黒くて平たい種子が出る。れっきとした薬用植物で，以前はアトロピン，スコポラミンの原料として栽培されていた。最近はそれらが野生化しているのが各地でみられる。

アトロピン，スコポラミンなどのアルカロイドを含み，内服によって口の渇き，散瞳，幻覚症状，視力障害，呼吸麻痺をおこす。

トリカブト（附子）（ボタニカルアートの項参照）
アルカロイドは全草に含まれるが，特に塊根（附子と称し，漢方では重要な生薬の一つ）に多く，内服すると顔面蒼白となり，呼吸麻痺によって死に至る。

ハシリドコロ（ロート根）
ナス科に属し山野の樹林下に自生する多年草である。春の雪解け後一番に発芽する植物の一つで，下向きでラッパ状の茶紫色の花を開く。根茎は竹の節状をしていて，アトロピン，スコポラミン等のアルカロイドを含む。
本来はロート根として，ロートエキスやアトロピン原料になる重要な薬草であるが，多量内服するとチョウセンアサガオと同様に，散瞳，幻覚などを起こし，呼吸麻痺によって死に至る。葉が軟質のため山菜として誤って食べて中毒を起こす事件が少なくない。

ヒガンバナ（マンジュシャゲ）
ヒガンバナ科の多年草。秋のお彼岸頃に花茎を伸ばし紅色花を開く。花が終わってしばらくするとスイセンに似た葉を出し冬を越す。
鱗茎にリコリンなどのアルカロイドを含んでいる。多量に内服すると嘔吐や痙攣を起こす。なお，すりおろしたものを両足の裏に貼ると肩こりに効果的である。

フクジュソウ
キンポウゲ科に属する多年草。比較的冷涼な地域の山地に自生している。早春に，ニンジンに似た葉を出し，黄色の美しい花を開く。福寿草の名前から，縁起物として正月の飾り物とされる。
根茎や根に強心配糖体のシマリンを含み，多量内服すると，心臓の異常興奮，不整脈，心臓麻痺を起こす。

ムラサキケマン
ケシ科の2年草。葉は柔らかく，異臭がある。春紫色の花をつけ，やがてアブラナ科の果実に似たサヤが出来，中に多数の丸くて黒い種子が入ってい

る。
　全草にコリノリンなど一連のコリダリスアルカロイドを含む。
　多量に内服すると，昏睡から心臓麻痺に至る。
　なお，同属のジロボウエンゴサクはその塊茎を乾燥し，1日量2～3gを腹痛や月経痛に用いる。

メボタンズル
　キンポウゲ科に属する蔓性の多年草。葉は対生で，無毛である。夏から秋にかけて，葉の付根に穂状の白い花を多数つける。
　全草にプロトアネモニンを含み，皮膚につけると水疱となり，内服すると胃炎をおこす。

おわりに

　既に薬草に関する多くの本が出版されているので，編集の段階で，読者により関心をお持ち頂くために，また読者の要望に耐え得るためにと考え，見て楽しめるボタニカルアートを加えた。また，最近の健康ブームでたびたび登場する薬湯，スパイス，薬酒，また，知っておいて頂きたい毒草も組み入れた。しかし，編集を終えて全体をながめてみるとアンバランスな感じがしないでもない。これは著者一人ひとりが欲張って自分の領域を出来るだけたくさん紹介しようと試みた結果によるもので，その意図するところを汲んでいただきたい。編者の力不足で，舌足らずのところや不適切な表現の個所も多々あろうかと思われるので，それらの点を御指摘頂ければ幸甚である。

　色々な問題を抱えての出版となったが，最後に本書が読者の皆様の健康づくりに役立てて頂ければと著者一同祈ってやまない。

　本書の出版は岐阜県吉城郡古川町のサポートによった。著者一同厚くお礼申し上げます。

　平成15年8月31日

〈編著者紹介〉

正山 征洋（はじめに，第1，2，3，6章，おわりに）
1943年生まれ。
1968年九州大学大学院薬学研究科修士課程修了。同大学薬学部助手，助教授，教授を経て，2000年より同大学大学院薬学研究院教授。薬学博士。

〈執筆者紹介〉

村上 光太郎（第4章）
1945年生まれ。
1970年徳島大学大学院薬学研究科修士課程修了。現在，同大学薬学部助手。薬学博士。

中隅 三郎（第7，8章）
1945年生まれ。
1968年日本大学文理学部卒業。㈱ツムラに入社後，現在，同社開発本部新事業開発企画部次長。1999年より岐阜県「南飛騨国際健康保養地」プロジェクトに出向中。

入野 信人（第5章，コラム）
1948年生まれ。
1985年九州大学大学院歯学研究科博士課程修了。NOK㈱を経て，現在，正和薬品㈱取締役。歯学博士。

薬草の散歩道

2003年10月10日 初版発行

編著者　正 山 征 洋
発行者　福 留 久 大
発行所　(財)九州大学出版会
　　　　〒812-0053　福岡市東区箱崎7-1-146
　　　　　　　　　　　九州大学構内
　　　　電話　092-641-0515（直通）
　　　　振替　01710-6-3677
　　　　印刷／九州電算㈱・大同印刷㈱　製本／篠原製本㈱

© 2003 Printed in Japan　　　　ISBN 4-87378-800-5

出島のくすり

長崎大学薬学部 編　　　　新書判・210頁・1,400円

日本の近代薬学は，長崎出島のオランダ商館医や薬剤師の貢献と，それを受け継いだ先人の活躍による。日蘭交流400周年を記念に新たな視点から発掘を行った。幕末から明治初期を中心に，長崎を舞台にした近代薬学導入の初めての歴史書。

〈KUARO叢書1〉
アジアの英知と自然 ──薬草に魅せられて──

正山征洋 著　　　　新書判・136頁・1,200円

アジアには太古より受け継がれてきた多くの文化遺産がある。それらの中で今や全世界へと影響を及ぼしているものも少なくない。本著では薬学領域から見つめて最もアジアとの関わりが深い薬用植物をとりあげ，それらの歴史的背景，植物学的認識，著者が研究してきた経験や結果等を交えて，医薬学的問題点等を分かり易く解説しようとするものである。

植物の不思議パワーを探る
──心身の癒しと健康を求めて──

松尾英輔・正山征洋 編著　　　　A5判・224頁・2,300円

植物は，私たちが気づかないうちに，さまざまな恩恵を私たちに与えてくれる。これらが私たちの存在と幸福に生きることを可能にしている。本書では，ガーデニングの効用を活かした園芸療法や園芸福祉，薬膳料理と呼ばれる植物を使った健康食，長寿と食物との関係，漢方薬やハーブの効用と活用，植物と心とのかかわり，精神疾患に対する花やみどりの効果，森林や樹木による癒しと健康増進などを，さまざまな分野の専門家が分かりやすく解説した。

（表示価格は税別）　　　**九州大学出版会**